病院スタッフのための
シチュエーション英会話

Situational Communication Skills for Hospital Staff

服部しのぶ【著】

Chris Donaldson【英文校閲】

MEDICAL VIEW

Situational Communication Skills for Hospital Staff
(ISBN 978-4-7583-0964-6)

Author: Shinobu Hattori

2017.3.1 1st edition

© MEDICAL VIEW, 2017
Printed and bound in Japan

Medical View Co., Ltd.
2-30 Ichigaya-hommuracho, Shinjuku-ku, Tokyo 162-0845, Japan
E-mail ed@medicalview.co.jp

刊行にあたって

　国際化の波は、医療の現場にまで押し寄せてきています。現在の病院は、日本語の理解が不十分な人たちが突然やってきてもおかしくない状況にあります。そんな状況に遭遇しても、日本の医療人として毅然と応対することができる人材が、現在求められています。これから医療従事者を志す皆さんにとって日本語以外の言語を理解できることは必須になってくると思われます。

　本書は、将来病院で働きたいと思っているすべての人を対象とした、初学者向けの入門テキストです。病院で起こりえるシチュエーションを会話形式で学習していく構成になっています。受付、待合い、診察、検査、会計といったように、実際の病院での流れを意識した構成になっているとともに、災害時の場面を想定したシチュエーションや、異文化理解につながるコラムを設けているのが特徴です。

　また、巻末に、病院内の施設・基本的な医療器具・各診療科・病院で働く職員・身体の部位などの名称もつけてあるので、それぞれの専門分野に応じた医療英語の知識も学べるよう配慮しています。

　各章の基本的な構成は以下のようになっています。

・「**キーワード**」…その章で必ず覚えておきたい重要な単語・フレーズ
・「**会話**」…患者さんとの会話形式でのシチュエーション学習
・「**使いこなしたいフレーズ**」…発音時の音の連結、イントネーションの表示
・「**解説**」…気を付けるべきポイントや文法の説明、誰もが知っている基本動詞の使い方を解説

- 「その他の表現」…本文には反映できなかったが、実務的に重要と思われる表現
- 「練習問題」…その章で学んだことの理解度を測る問題
- 「コラム」…その章の理解の補足的なものから異文化理解の手助けとなるものなど、さまざまな内容のものを紹介

　本書の「会話」の内容については、病院職員の方々や、医療通訳者などにインタビューをし、できるかぎりリアリティーのあるものを作成したつもりです。本書出版にあたり、快くインタビューに答えてくださった皆様と、英文の監修をしてくださったクリス・ドナルドソン先生、適切なご助言とご尽力をくださったメジカルビュー社編集部江口潤司氏、石田奈緒美氏に心よりお礼申し上げます。

2017年1月

服部しのぶ

目 次

Chapter 1 受付 1
Chapter 2 病院案内 9
Chapter 3 電話対応 17
Chapter 4 会計 27
Chapter 5 予約 37
Chapter 6 入院生活 45
Chapter 7 診察 53
Chapter 8 検査 61
Chapter 9 薬局 71
Chapter 10 リハビリテーション 79
Chapter 11 災害時の対応 89
Chapter 12 避難所生活 97

付録 1 病院内の施設の名称 104
付録 2 受付での手続き 105
付録 3 各種書類の名称 106
付録 4 会計用語 106
付録 5 薬局用語 107
付録 6 医療器具の名称 108
付録 7 病室や病棟の備品の名称 109
付録 8 病院で働くスタッフの名称 110
付録 9 診療科と専門医の名称 111
付録 10 医療行為 112
付録 11 身体の各部の名称 113
索引 117

本書の使い方

- **キーワード**
  各章で扱うトピックに関連して、必ず覚えておきたい重要な単語・フレーズをまとめました。

- **会話**
  さまざまなシチュエーションにおける典型的な会話表現をまとめました。

- **使いこなしたいフレーズ**
  よく使われるフレーズを、発音するときの音の連結やイントネーションを合わせて示しています。口癖になるくらいに使いこなしてください。

- **解説**
  気を付けるべきポイントや文法の説明、誰もが知っている基本動詞の使い方を解説

- **その他の表現**
  会話文には反映できなかったけれど実務的に重要と思われる表現を別途まとめて示しています。

- **練習問題**
  各章で学んだことを理解できているか、練習問題で確認してください。

- **コラム**
  各章の理解を補足する内容や異文化理解の手助けとなるものなど、さまざまな観点から紹介しています。

■音声ダウンロード方法

①下記 URL にアクセスしてください。
  http://www.medicalview.co.jp/download/ISBN978-4-7583-0964-6/index.php

②本書の音声再生ページ表示されますので、利用規約に同意の上、ご利用ください。「音声を聴く」ボタンをクリックすると音声が再生されます。ダウンロードする場合は、ご使用のブラウザのヘルプをご覧ください。

  注）お使いの PC 端末の種類やブラウザによっては正常に再生・ダウンロードできない場合があります。

本書の解答集をご希望の方にお分けします（ただし、授業の教材として利用されている学生の方は除きます）。ご希望の方は必ず書面（FAX, E-mail も可）にて、氏名・勤務先・送付先住所を明記の上、下記へお申し込みください。

申込先：メジカルビュー社編集部 医学英語書籍担当者
　　　〒162-0845　東京都新宿区市谷本村町 2-30
　　　FAX　0120-77-2062　E-mail　ed@medicalview.co.jp

Chapter 1

受付

キーワード

☐ (診察) 申込用紙	**registration form**
☐ 健康保険証	**health insurance card**
☐ 診察券	**registration card**
☐ 紹介状	**referral**
☐ 身分証	**identification card (ID)**
☐ 社会保険	**social insurance**
☐ 国民健康保険	**national health insurance**
☐ 海外旅行保険	**traveler's insurance**
☐ 在留カード	**residence card**
☐ 初診 / 再診	**first visit / re-visit, return visit**
☐ 熱がある	**feverish** (< fever 熱)
☐ コピー (をとる)	**photocopy**
☐ 太枠の囲み	**bold section**
☐ 整形外科医	**orthopedic surgeon**
☐ 払い戻す	**reimburse**

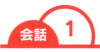

初診

S staff（病院職員）、**P** patient（患者）

S Hello. How can I help you?
こんにちは。どうされましたか。

P I feel feverish and I have a headache.
熱っぽくて、頭が痛いので来ました。

S Is this your first visit?
当院は初めてですか。

P Yes, this is my first time here.
はい、初めてです。

S Do you have your health insurance card or your identification card with you?
保険証または身分証明書はお持ちですか。

P I have my residence card*.
Can I use it as my identification card?
身分証明書は、在留カード＊でも大丈夫ですか。

S Yes, that's fine. May I take a photocopy of it?
はい、それで問題ありません。そのコピーをとらせていただいてもよろしいですか。

P Sure, here you are.
はい、どうぞ。

S Do you have a referral?
それから、紹介状はお持ちですか。

P No, I don't.
持っていません。

S In that case, you need to pay an extra 5,400 yen. Is that all right?
その場合は（初診選定療養費として）5,400円余分にかかりますが、よろしいですか。

《 Chapter 1 | 受付 》

(P) OK, I guess I have no choice.
はい、しょうがないですね。

(S) Thank you. Please fill in all the bold sections of this form while I take a photocopy of your card.
ありがとうございます。コピーをとってくる間、この用紙の太枠の所を記入してお待ちください。

(P) OK.
はい、わかりました。

---

* 「外国人登録証明書（foreign resident registration card）」は廃止され、現在は「在留カード（residence card）」が導入されています。

使いこなしたいフレーズ

- **How can I help you?** ↘ どうされましたか。
- **Is this your first visit?** ↗ 当院は初めてですか。
- **Do you have ... with you?** ↗ …はお持ちですか。
- **That's fine.** ↘ はい、それで問題ありません。
- **Is that all right?** ↗ それでよろしいですか。

再診

S staff（病院職員）、**P** patient（患者）

P Excuse me. Last week I saw an orthopedic surgeon about my leg and he told me to come back today. Is this the right place?

> すみません。先週ここの整形外科で脚を診てもらいました。今日もう一度来るように言われので来ました。受付はここでいいですか。

S Yes, sure. This is re-visit, then. May I have your registration card, please?

> はい、大丈夫です。再診ですね。診察券をいただけますか。

P Here you are.

> はい、どうぞ。

S Thank you. As it is a new month, may I also see your health insurance card?

> ありがとうございます。月が変わっているので、保険証も見せていただけますか。

P I am sorry, I don't have it today.

> 今日は持っていません。

S All right. Make sure you bring it with you next time you come.

> そうですか。では次回ご来院の際、必ずお持ちください。

P OK.

> はい、わかりました。

S This is your number. Please have a seat over there until it is called.

> では順番が来たら、この番号でお呼びいたしますので、そちらの席にかけてお待ちください。

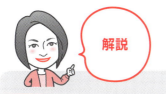

● 間接疑問文（丁寧な尋ね方）

　日本語がわからない外国人患者さんの場合、ご自身で書類の記入が難しいときには、口頭で質問して代筆しなければならないことがあるかもしれません。その際、What is your name?（名前は何ですか）と尋ねるより、丁寧な言い方のほうがよいでしょう。

　文頭に Could you tell me... を付け、疑問文の語順を「主語＋動詞」という平叙文の語順に直してつなげればよいのです。Could you tell me what your name is?（お名前を教えていただけますか）と言えると、丁寧で、良い印象を与えられます。

・以下の文を丁寧な言い方に替えてみましょう。

例 1 ： What is your job? （仕事は何をしていますか。）

　→ _____

例 2 ： What is your nationality? （国籍はどちらですか。）

　→ _____

例 3 ： What is your emergency contact number?
　　　（緊急時の電話番号は何番ですか。）

　→ _____

その他の表現

(1) **Do you have an appointment?**
予約していますか。

(2) **Please fill out the registration form over there and bring it here after you finish.**
あちらで診察申込用紙に記入して、ここへお持ちください。

(3) **Make sure you fill in every item on the form.**
この用紙のすべての項目にご記入ください。

(4) **As you don't have your health insurance card, you have to pay the full price.**
保険証をお持ちでないので、全額自費でお支払いいただくことになります。

(5) **Please bring your insurance card next time and you'll get reimbursed then.**
次回、保険証を持ってきていただいた際に、払い戻しいたします。

練習問題

A. 受付でよく使う表現を、下線部の単語を入れ替えて練習してみましょう。

(1) Do you have <u>your health insurance card</u>?

（保険証をお持ちですか。）

your identification card / your registration card /
an appointment / a fever

(2) May I <u>see</u> your identification card?

（身分証を見せていただけますか。）

have a look at / take a photocopy of /
ask you some questions about

(3) Please <u>wait</u> until your name is called.

（名前が呼ばれるまでお待ちください。）

have a seat / keep this number slip

B. 次の文を、より丁寧な表現に書き換えてみましょう。

(1) How old are you?

_____

(2) When did you come to Japan?

_____

(3) How long have you been in Japan?

_____

C. 日本語から英語に直し、(1) 〜 (3) はそれをさらに丁寧な表現にしてみましょう。

(1) 何科を受診されますか。《科 = department》

_____

(2) お名前は何とお読みすればよろしいですか。

_____

(3) 車椅子を利用されますか。《車椅子 = wheelchair》

_____

(4) 今日は検査があるので、時間がかかりますがよろしいですか。

_____

COLUMN

選定療養費 (fee for treatment of patient's choice)

　選定療養費とは、緊急その他やむを得ない事情がある場合を除いて、紹介状なしで特定機能病院や一定の病床数を有する病院を受診する際、健康保険の自己負担額とは別に、当該病院が患者さんに対して一定額の負担を求める費用のことです。

　この費用は、初診の場合と、当該病院から他の病院への紹介状が発行されたにもかかわらず当該病院を再度受診した際にも請求されます。請求金額は病院の規模によって異なります。

　これは医療機関の機能分化、病院勤務医の負担軽減という観点から、一定規模の病院が通常の診療から高度かつ専門的な診療まですべて担うのではなく、まず地域のかかりつけの診療所や病院を受診していただき、そこから必要に応じて専門的な病院を紹介していこうという主旨です。

Chapter 2

病院案内

キーワード

☐ 新患受付	**registration**
☐ 入退院受付	**admission counter**
☐ 3番窓口	**window number 3**
☐ 検査室	**laboratory**
☐ 薬局窓口	**pharmacy window**
☐ 会計窓口	**cashier window**
☐ 救命救急室	**emergency room**
☐ ナースステーション	**nurses' station**
☐ 医事課	**business office**
☐ 総合案内（総合受付）	**information counter / general reception**

患者さんの案内

S staff（病院職員）、**P** patient（患者）

P Excuse me, could you tell me where the ophthalmology department is?

すみません、眼科はどこにありますか。

S Take the elevator over there up to the second floor and you'll find it on your left, next to the dermatology department.

そちらのエレベーターで2階へ上がっていただき、エレベーターを降りて左手、皮膚科の隣にあります。

P Thank you, and is there any place I can smoke in the hospital?

ありがとう。それから、この病院でタバコを吸える場所はありますか。

S I'm sorry, but smoking is not allowed inside the hospital.

申し訳ございませんが、院内はすべて禁煙になっております。

You can smoke in the smoking area though. It is outside the entrance, on the right.

喫煙は、玄関を出て右手にある喫煙コーナーでお願いします。

P I see. Thank you.

わかりました。ありがとう。

使いこなしたいフレーズ

- **... and you'll find it on your left.**
  …すれば左側にあります。

- **Smoking is not allowed inside the hospital.**
  院内は禁煙です。

- **Are you a member of his family?** ↗
  ご家族の方ですか。

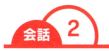

見舞客の案内

S staff（病院職員）、**V** visitor（お見舞いの人）

V Excuse me, I'd like to visit Chris Brown.
Could you tell me where his room is?

すみません。クリス・ブラウンさんの見舞いに来たのですが、病室はどこですか。

S Could you tell me his full name?

フルネームを教えていただけますか。

V Christopher Martin Brown.

クリストファー・マーティン・ブラウンです。

S Are you a member of his family?

ご家族の方ですか。

V I'm a colleague of his.

私は会社の同僚です。

S If you are not a family member, you can visit him until 4 p.m. His room is 303 on the third floor of B wing.

ご家族の方以外ですと、面会時間は午後4時までです。
病室はB棟の3階303号室です。

V Thank you. How can I get there?

ありがとうございます。病室まで、どう行けばいいですか。

S Take the escalator over there up to the third floor. Then go straight, and you'll see a connecting bridge to B wing.

あちらのエスカレーターで3階へ上がって、まっすぐ進むと渡り廊下があるので、そこを進みB棟へ行ってください。

Go over the bridge and give this card to the staff at the entrance of B wing. The staff will tell you where to go.

B棟の入口に受付があるので、このカードを渡して、係りの指示に従ってください。

V All right. Thank you so much.

わかりました。ありがとう。

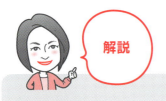

A. 指示文の作り方

指示文の主語は相手である You ですが、これを省き、動詞の原形で文を始めます（命令文）。

例： You go down the road and you take a left at the third signal.

→ Go down the road and take a left at the third signal.（この道をまっすぐ行き、3番目の信号を左折してください。）

B. 丁寧な指示のしかた

挨拶や注意喚起、道案内、操作手順の指示などに関しては、一般的に命令文が用いられます。しかし、日常生活における頼みごとや業務上の指示を与えるような場合には、相手に対する言葉の配慮をすることが必要です。患者さんには書類に記入してもらったり院内を移動してもらったり、いろいろお願いすることが多いので、できるだけ快くしてもらうためにも、could を用いる丁寧な表現を使いましょう。

例1： Translate this letter.（この手紙を訳しなさい。）

→ Could you translate this letter?
（この手紙を訳してくれますか。）

例2： Turn to page 16 of the pamphlet.
（パンフレットの16ページを開きなさい。）

→ Could you turn to page 16 of the pamphlet?
（パンフレットの16ページを開いていただけますか。）

例3： Go to the reception counter at internal medicine.
（内科の受付に行きなさい。）

→ Could you go to the reception counter at internal medicine?（内科の受付に行っていただけますか。）

C. 場所を示す表現

(1) go straight
まっすぐ進む

(2) go past ...
…を通り過ぎる

(3) go to the end of the ...
…の突き当りまで進む

(4) turn to the right/left
右 / 左に曲がる

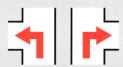

(5) on the right/left
右 / 左側に

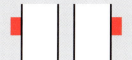

(6) between A and B
A と B の間に

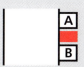

(7) across from ... / opposite to...
…の向かい側に

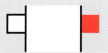

(8) next to ...
…の隣に

(9) in front of ...
…の前に

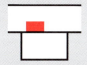

(10) You can't miss it.
（そこまで行けば）簡単にわかる

その他の表現

(1) **It is on the second floor.**
2階にあります。

(2) **It is at the end of the hall.**
廊下の突き当たりにあります。

(3) **I think I'm lost.**
どうやら迷ってしまったようです。

(4) **It is between the laboratory and the nurses' station.**
検査室とナースステーションの間にあります。

(5) **Where do I go to pay? / Where is the cashier window?**
会計はどこですればいいですか。／会計窓口はどこですか。

(6) **Where is dermatology?**
皮膚科はどこですか。

(7) **Go past the business office and turn right. It's across from pharmacy.**
医事課を通り過ぎて右に曲がってください。薬局の向かい側にあります。

(8) **I'll give you a map.**
案内図を差し上げます。

(9) **Mr. Kato will take you there.**
加藤がそこまでご案内します。

(10) **Please follow me. / Come this way, please.**
どうぞこちらへ。

練習問題

A. 以下の文の（ ）に、日本語に合うように、適切な動詞を入れてみましょう。

(1) (　　　　) right at the end of the hall.
　　廊下の突き当たりを右に曲がってください。

(2) (　　　　) the stairs down to the office.
　　階段を下りて事務所へ行ってください。

(3) Please (　　　　) up to the third floor.
　　3階へ上がってください。

(4) Please (　　　　) your step.
　　足元に気を付けてください。

(5) You can (　　　　) the restrooms on the corner.
　　かどにお手洗いがあります。

B. 丁寧な表現に書き換えましょう

(1) Speak more slowly.

_____

(2) Call the doctor to cancel my appointment.

_____

(3) Show me your registration card.

_____

C. 英語に直してみましょう。

(1) トイレは、ここをまっすぐ進んで、つきあたりの右側、売店の向かい側にあります。

_____

_____

(2) 内科へ行くには、この階段で２階へ上がってください。

_____

_____

(3) 外科の先を左に曲がり、左側３番目のドアが整形外科です。

_____

_____

Chapter 3

電話対応

キーワード

☐ バス乗り場	**bus stop**
☐ …行きの	**bound for ...**
☐ 診察時間	**consultation times/hours**
☐ 面会時間	**visiting hours**
☐ 風邪	**cold**
☐ 祝日	**national holiday**
☐ 外来患者	**outpatient**
☐ 入院患者	**inpatient**
☐ 各駅停車	**local train**
☐ 特急電車	**limited express (train)**

病院までの交通案内

S staff（病院職員）、P patient（患者）

S Hello. Matsuo Hospital, how can I help you?
はい、松尾病院です。

P Hello. I am at Nagoya station now. Could you tell me how to get to your hospital?
今、名古屋駅にいるのですが、どうやってそちらへ行けばいいか教えてくれますか。

S Certainly. Get on the train bound for Toyohashi and get off at Matsuba station.
かしこまりました。豊橋行きの電車に乗って、松葉駅で降りてください。

Then get on a city bus bound for 'Byouin', which is route 5 from the No. 3 bus stop. The hospital is the last stop.
市バスの3番乗り場からルート5の病院行きのバスに乗ると、終点が当院です。

P OK, how long does it take to get there from Nagoya station?
そうですか。時間はどのくらいかかりますか。

S It takes about 20 minutes by express train and then 15 minutes by bus.
急行電車で約20分、それからバスで15分かかります。

You can get on any train except a limited express. If you take a local train, it will take an extra 10 minutes.
電車は特急以外ならどれでも停車しますが、各駅停車だと10分余計にかかります。

P All right. Thank you.
わかりました。ありがとうございます。

S You're welcome.
気をつけてお越しください。

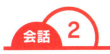

診療時間の案内

S staff（病院職員）、**P** patient's mother（患者の母）

S Matsuo Hospital, how can I help you?

はい、松尾病院です。

P Excuse me, but I'd like to ask some questions. May I speak to someone who speaks English?

すみません、ちょっとお聞きしたいことがあるのですが、英語がわかる方はいらっしゃいますか。

S Yes, I can help you. What can I do for you?

はい、私が対応させていただきます。どうされましたか。

P My child has a cold and a fever. What are the hospital's consultation hours?

子供が風邪で熱を出しているのですが、診察の時間は何時から何時までですか。

S Monday through Saturday from 9 a.m. to noon, and in the afternoon, from 3 p.m. to 8 p.m. except Thursdays and Saturdays.

午前の部は、月曜から土曜まで朝9時から12時までです。午後の部は3時から8時までで、木曜と土曜はお休みです。

We're closed on Sundays, national holidays, and the second and the fourth Saturdays of every month.

なお、日曜・祝日と第2・第4土曜は休診です。

P OK, thank you. I'll be there soon.

ありがとう。では、すぐに伺います。

S Sure. Outpatients are accepted up until noon, so please come as soon as you can.

はい、外来受付は12時までですので、お早めにいらしてください。

Make sure you bring your health insurance card or some identification with you.

お越しの際は、保険証か身分を証明できるものをお持ちください。

(P) I see. Thank you.
　　わかりました。ありがとう。

使いこなしたいフレーズ

- **It takes about 15 minutes by bus.**
　　バスで 15 分かかります。
- **We're closed on Sundays.**　日曜日は休診です。
- **Outpatients are accepted up until noon.**
　　外来受付は 12 時までです。
- **Make sure you bring your health insurance card.**
　　お越しの際は保険証をお持ちください。

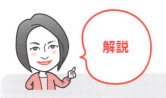

　ご存知のように、**take** や **get** には、多くの意味があります。一般的に、take のもつ意味は「ある所から物を取ってどこか別の所へ持っていく」という「取」って「移動」させるイメージです。一方、get の持つ意味は、基本的には、「物を自分のものにする」イメージです。
　ここでは take は「時間がかかる」「（乗り物を）使う、その乗り物を選ぶ」意味で使っています。例えば、

　It takes 15 minutes by train.（列車で 15 分かかります。）

すなわち、「列車を使って 15 分で別の場所に移動する」意味です。

　Take the subway.（地下鉄を使ってください。）

　乗り物の手段は他にもありますが「地下鉄を選んでください」の意味になります。ちなみに、地下鉄の場合は the subway と the を付けますが、バスや電車、タクシーなどは a でも使えます（a bus, a train, a taxi）。
　一方、get は、「（乗り物に）乗る」「…へ着く」の意味で使っています。「手に入れる」意味ですから、実際に乗ったり降りたりする表現が on、off を使って表せます。

　get on a/the bus（バスに乗る）
　get off the bus（そのバスを降りる）

　how to get to the hospital では、how to（…の仕方）ですから、直訳すると「病院への着き方」となります。しかし実際には「病院への行き方」と訳します。

その他の表現

(1) May I help you? / What can I do for you?
ご用件をお伺いします。

(2) I'm afraid that you have the wrong number.
失礼ですが、番号をお間違えのようです。

(3) I couldn't hear you well. Could you say that again, please?
聞き取れなかったので、もう一度おっしゃっていただけますか。

(4) Could you please speak up?
もう少し大きな声でお願いします。

(5) Just a moment, please. / Hold on, please.
しばらくお待ちください。

(6) Thank you for waiting.
お待たせいたしました。

(7) May I ask who's calling, please? / May I have your name, please?
お名前を教えていただけますか。

(8) How do you spell it?
どのように綴りますか?

(9) I'll put you through. / I'll connect you.
おつなぎします。

(10) May I take a message? / Would you like to leave a message?
伝言をお預かりしましょうか。

A. Can you tell me how to get to the/your hospital?（病院への行き方を教えてくれますか）と聞かれたら、下記の表現を使って案内しましょう。例にならって（ ）に単語を入れて練習しましょう。

例： 市バスを使ってください。Take a city bus.

(1) ABC タクシーを使ってください。　Take ( ).

(2) 新幹線を使ってください。　Take ( ).

(3) 急行列車を使ってください。　Take ( ).

(4) モノレールを使ってください。　Take ( ).

(5) 地下鉄空港線を使ってください。　Take ( ).

B. get on B at A and get off at C（A 駅で B に乗り C 駅で降りる）を使って、表現しましょう。例にならって（ ）に単語を入れて練習しましょう。

例： 名古屋駅で電車に乗り、松葉駅で降りる。

get on <u>a train</u> at <u>Nagoya station</u> and get off at <u>Matsuba station</u>.

(1) 松葉駅で地下鉄に乗り、竹山駅で降りる

get on ( ) at ( ) and get off at ( )

(2) 竹山駅でバスに乗り、梅園駅で降りる

get on ( ) at ( ) and get off at ( )

C. **How long does it take to get to B from A?**（A から B までどのくらい時間がかかりますか）と聞かれたら、以下の例のように、答えるとよいでしょう。（ ）に日本語に合わせて適切な語を入れて、練習してみましょう。

例： 電車で 20 分かかります。 It takes 20 minutes by train.

(1) バスで 1 時間かかります。
　　　It takes (　　　　　　　　　　) by (　　　　　　).

(2) タクシーで 30 分かかります。
　　　It takes (　　　　　　　　　　) by (　　　　　　).

(3) 自転車で約 15 分かかります。
　　　It takes (　　　　　　　　　　) by (　　　　　　).

(4) 地下鉄で約 10 分かかります。
　　　It takes (　　　　　　　　　　) by (　　　　　　).

上記の表現を使って道案内をするときに、まず相手がどこにいるか確認しなければいけません。**Where are you?**（どこにいますか）と尋ねてもよいですが、Chapter 1 でふれた丁寧な言い方で尋ねるときは、何と言うでしょうか。
また相手が、自分がどこにいるかわからない場合は「そこからどんなものが見えますか」と英語で聞いてみましょう。

(1) 今どちらにいらっしゃいますか。

　　　_____

(2) そこからどんなものが見えますか。

　　　_____

D．［応用問題］下記の地図を参考に，電話で病院までの道案内をしてみましょう。

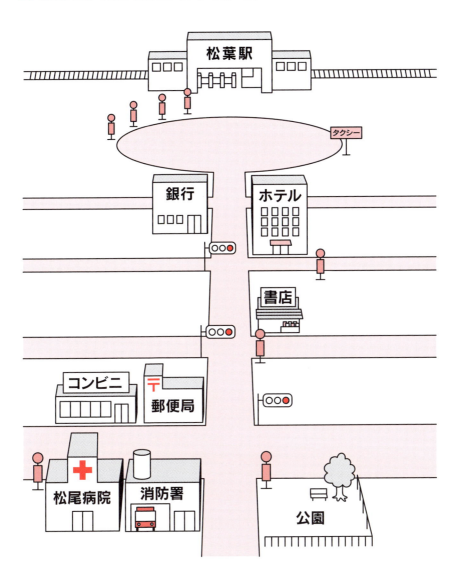

COLUMN

世界の医療事情

　「怪我をしたから病院で診てもらおう」とか、「ちょっと熱っぽいから病院で診てもらおう」といった日本ではごく当たり前のことが、当たり前ではないのが世界の現状です。

　例えば**フィリピン**では、公的医療保険制度が不十分なため、診療費や薬代は全額自己負担となります。また検査や入院費用は前払い制なので、治療にかかる費用を先に知ることができる一方、その費用のあまりの高さに病院での診療を避ける傾向が少なからずあるようです。また**タイ**では経済的な問題で病院に行かない人が多く、薬局の薬ですませることが多いようです。

　一方、**イギリス**では、税金でまかなっているため、医療費は無料です。病院には会計窓口すらありません。**ブラジル**や**パキスタン**でも、公立病院では医療費が無料です。また**ペルー**では健康保険を使えば医療費は無料になります。もっとも、これらの国々では人が集まりすぎて待ち時間の問題が発生したり、施設の老朽化や人手不足等、さまざまな問題を抱えています。

　日本では診察や検査が終わってから会計をするというのが一般的です。しかし先にお金を支払わなければ医療を受けられない国も多いようです。

　例えば**中国**では、診察料金や検査、薬の処方に至るまで、すべて前払い制になっています。また**パキスタン**の私立病院でも、診察、検査等、その都度前金を支払います。**ドイツ**も医療費は完全前払い制の国です。まず費用を全額立替払いし、後で健康保険等の手続きをして還付金を受け取るという制度になっています。

　外国人の患者さんが窓口で、診察や検査の費用について尋ねてきても、怪訝に思わず快く対応してください。

Chapter 4

会計

キーワード

☐ 医療費	**medical expense(s)**
☐ 初診料	**first visit fee**
☐ 診察料	**consultation fee**
☐ 診断書	**medical certificate**
☐ 診療記録、カルテ	**medical record / medical chart**
☐ 請求書	**bill / invoice**
☐ 請求明細書	**itemized bill / detailed statement / a breakdown of expenses**
☐ 領収書	**receipt**
☐ 自動精算機	**automated payment machine**
☐ 暗証番号	**personal identification number (PIN)**
☐ 現金	**cash**
☐ お釣り	**change**
☐ 申し立て(る)、請求(する)	**claim**
☐ 医薬品、薬	**medicine / drug**
☐ 処方箋	**prescription** (< prescribe 処方する)
☐ 借用書	**IOU form** (< I owe you)

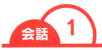

旅行保険への対応

S staff（病院職員）、**P** patient（患者）

S Mr. Alex Hamilton, please come to window 3.
アレックス・ハミルトンさん、3番窓口までお越しください。

S Are you Alex Hamilton?
アレックス・ハミルトンさんですか。

P Yes, I am.
はい、そうです。

S OK. Today's total comes to 53,000 yen including tax.
今回の請求金額は、税込みで 53,000 円になります。

P I see. Can I pay using travel insurance?
そうですか。旅行保険でまかなえないですか。

S No, I'm afraid you can't. That is a contract between you and your insurance company.
申し訳ありません。旅行保険はあなたと保険会社との契約です。

You need to pay first and then give the receipt to the insurance company and claim the expenses.
診療費については、まずここでお支払いください。その後、ご自分で保険会社に領収書を提出してこの費用を請求してください。

P All right, but I don't have enough money with me now.
わかりました。しかし、今、持ち合わせがないのですが。

S OK. How much longer will you be in Japan? Are you coming back to this hospital at all?
日本には、いつまで滞在されますか。当院に再度来院する予定はありますか。

P I'll be here for a few more days. My credit card is at my hotel. Tomorrow I can come back to pay. Would that be OK?
あと数日います。ホテルに帰ればカードがあります。明日支払いに来るということではいけませんか。

S OK, then. Fill out and sign this form, and you can go today.

> わかりました。では、* この用紙にサインしていただければ、今日はお帰りいただいて結構です。

P Thank you. Could you give me an itemized bill and a copy of my medical record when I pay?

> ありがとうございます。支払いの際に、明細書の付いた請求書と診療記録のコピーをいただけますか。

I will need to submit them to the insurance company for reimbursement.

> 保険会社に請求するときに提出しなくてはいけないので。

S Sure, we'll prepare them for you.

> わかりました。ご用意しておきます。

---

* 覚書（借用書）のことで、IOU form（< I owe you あなたに借りがある）とも言います。ここでは患者さんを不快にさせないために、「この用紙」としています。

使いこなしたいフレーズ

- **Today's total comes to 53,000 yen including tax.**
  本日のお会計は税込みで 53,000 円になります。

- **Yes, sure.**
  はい、大丈夫です。

- **Would‿you like to pay in installments?**
  分割払いにされますか。

- **No, I'm‿afraid you can't.**
  申し訳ありませんが、できません。

- **Fill‿out and sign this form.**
  この用紙に記入して署名してください。

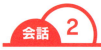

クレジットカードでの支払

S staff（病院職員）、**P** patient（患者）

S Number 23, please come to cashier window 1.

受付番号23番の方、1番の会計窓口までお越しください。

S Are you Mr. Alex Hamilton?

アレックス・ハミルトンさんですか。

P Yes, I am.

はい、そうです。

S Today's total comes to 24,000 yen.

本日のお会計は24,000円になります。

P Oh, OK. Can I pay by credit card?

そうですか。クレジットカードでの支払いは可能ですか。

S Yes, sure. Would you like to pay in installments or charge the full amount?

はい、大丈夫です。お支払いは分割にされますか、それとも1回払いでよろしいですか。

P I'll pay in 3 installments using this credit card, please.

すみませんが、このカードで、3回払いでお願いします。

S Certainly, thank you. Please take the prescription to the pharmacy next door.

はい、ありがとうございます。今日は、お薬が出ているので、この処方箋を隣の薬局で見せてください。

解説

● いろいろな数字の読み方

- **通常**：3桁ずつ million と thousand で区切って読みます。

  123,456,789 = one hundred (and) twenty-three million four hundred (and) fifty-six thousand (and) seven hundred eighty-nine

  ＊英国式の表現方法としては、3桁ずつすべての場所に and を入れることが多いです。

- **年号**：10の位と100の位の間で2桁ずつ区切ります。

  1995年 = nineteen ninety-five
  2016年 = two thousand (and) sixteen / twenty sixteen
  2008年 = two thousand (and) eight

- **日付**：アメリカ式とイギリス式で異なります。

  10月3日 = October third （米国式）
  　　　　 = the third of October （英国式）

- **電話番号**：そのまま1つずつ読みます。0 は zero あるいは oh と読みます。ハイフンのところで少し間をおいて読むと、聞き手もわかりやすいです。

  0562-74-3810 = zero five six two seven four three eight one oh

- **部屋番号**：そのまま読むか、あるいは年号を読むように2桁に区切って読みます。

  357号室 = room three five seven / room three fifty-seven
  602号室 = room six oh two
  8階の5号室 = room five on the eighth floor
  12階の14号室 = room fourteen on the twelfth floor

その他の表現

(1) Please use the automated payment machine.
お支払いは自動精算機でお願いします。

(2) When you insert your registration card into the machine, it will tell you how much to pay. Then put the money into the machine.
機械に診察券を入れると金額が出ますから、お金を入れてください。

(3) Don't forget your registration card, credit card, and receipt when you leave.
診察券、クレジットカード、領収書の取り忘れにご注意ください。

(4) You can only use ABC, PQR, and XYZ card.
ABCカード、PQRカードか、XYZカードだけが使えます。

(5) Please enter the PIN for your credit card.
クレジットカードの暗証番号を入れてください。

(6) We only accept Japanese yen.
お支払いは日本円でしか、お受けできません。

(7) The receipt and the itemized bill cannot be reissued.
領収書と診療明細書は再発行できません。

(8) If you do not need them, please throw them away at home.
それら（領収書と診療明細書）が必要なければ、ご自宅で破棄願います。

《 Chapter 4 | 会計 》

練習問題

A.「…へ来てください」を使って、英語で言ってみましょう。

(1) 2番窓口まで来てください。

_____

(2) 薬局窓口まで来てください。

_____

(3) 入退院受付窓口まで来てください。

_____

B.「お金が…円かかります／になります」を使って、英語で言ってみましょう。

(1) 3,500円になります。

_____

(2) 5,400円余分にかかります。

_____

(3) 本日のお会計は、税込みで16,870円になります。

_____

C. 以下の日本語を英語にしてみましょう。

(1) 申し訳ございませんが、当院ではクレジットカードでのお支払いはできません。

___

(2) お釣りと領収証です。

___

(3) 処方箋にある薬を自宅近くの薬局でもらってください。

___

(4) 何か保険に加入していますか。

___

(5) 診断書 (medical certificate) の発行には 5,000 円かかります。

___

(6) ここにお名前を記入してください。《問診票などに氏名を記入する場合》

___

(7) ここに署名してください。《契約書や同意書など契約に関する署名をする場合》

___

COLUMN

Signature

　欧米では、「名前を書く（write one's name）」ことと「署名する（sign one's name）」ことは違う行為です。signature（署名）は契約を交わすときなどに行います。ですので、問診票などに名前を記入してもらうときに、Please sign here.（ここに署名してください。）と言うと、何かの契約を交わすのかと誤解されかねません。同意書や受領書に署名してもらうとき以外は、Please write your name here.（ここにお名前を記入してください。）と言いましょう。

　また、signature は本人確認のための記号なので、必ずしも読めるとは限りません。下に挙げたのはある共通点をもつ 5 人の署名ですが、わかりますか。

Chapter 5

予約

キーワード

☐ 内科	**internal medicine**
☐ 再診予約	**return appointment**
☐ 予約票	**appointment slip / slip for one's return visit**
☐ 結果	**result(s)**
☐ …するときはいつも	**whenever ...**
☐ 受付係	**receptionist**
☐ 都合がつく、利用できる	**available**
☐ インフルエンザ	**flu / influenza**
☐ 予防接種	**vaccination** (< vaccine ワクチン)
☐ 注射	**shot / injection**

再来院の予約

S staff（病院職員）、**P** patient（患者）

P I was told that my test results would be ready this week and to make an appointment to come back next week.

今日の検査結果は今週中に出るので、来週また来るように予約をとってくださいと言われたのですが。

S Who is your doctor?

担当の先生はどなたですか。

P Dr. Ito.

伊藤先生です。

S OK. Dr. Ito is on duty on Wednesdays and Thursdays. When is a good time for you?

わかりました。伊藤医師は水曜日と木曜日が担当です。ご都合がよろしいのはいつですか。

P Is she available on Wednesday afternoon?

水曜日の午後はどうでしょうか。

S I'm afraid she won't be here this Wednesday afternoon. Would Thursday morning suit you?

あいにく水曜日の午後は不在です。木曜日の午前ではいかがでしょうか。

P Let me see... Yes, early Thursday morning would be OK.

えっと，大丈夫です。なるべく早い時間がいいのですが。

S OK then, the earliest available time is 9:00. Would that be OK?

はい、それでは一番早くて9時になりますが、よろしいですか。

P Yes, that's fine. Thank you.

はい、それでお願いします。ありがとうございます。

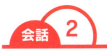

《 Chapter 5 | 予約 》

予防接種の予約

S staff（病院職員）、**P** patient（患者）

P I want a flu shot (an influenza vaccination). Can I get one today?
   インフルエンザの予防接種を受けたいのですが、今日、受けられますか。

S I'm afraid that you need an appointment for that. The earliest available time is December 5th, at 10 a.m.
   申し訳ありませんが、予約制になっています（ので、今日は受けられません）。最短で12月5日の10時なら、ご予約可能です。

P Let me check. Afternoons are usually better for me.
   そうですか。なるべく午後がいいのですが。

S OK, then how about December 8th, at 2:30 (half past two) in the afternoon?
   そうですか、それでは12月8日の午後2時半ではいかがでしょう。

P Sure, that is fine.
   それなら大丈夫です。

S Please bring this appointment slip and your ID card to this window when you come.
   では、この予約票と診察券を持って、当日またこの窓口へ来てください。

P OK. Thank you.
   はい、わかりました。ありがとうございます。

使いこなしたいフレーズ

- **When is a good time for you?**
  ご都合がよろしいのはいつですか。

- **I'm afraid that you need an appointment.**
  申し訳ありませんが、予約が必要です。

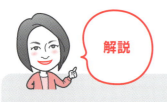

● 時刻の言い方

　15分は quarter、30分は half とも言います。
- 3:00 = three o'clock / three sharp（3時ちょうど）
- 3:05 = three oh five / five past three
- 3:15 = three fifteen / a quarter past three
- 3:20 = three twenty / twenty past three
- 3:30 = three thirty / half past three
- 3:45 = three forty-five / a quarter to four（4時に15分前）
- 3:50 = three fifty / ten to four（4時に10分前）

　乗り物の時刻などは、日本語では、午後3時10分を15時10分と言うことがありますが、それを英語で fifteen ten と言うことは軍隊など特別な環境の場合以外ほとんどありません。

　また時間に関する前置詞の使い方は、以下のような用例で覚えておくとよいでしょう。

- **at** = 時刻　at 3:00 (three o'clock) / at night（夜に）
- **on** = 日付、曜日、週末
  on September 7th / on Wednesday / on the weekend
- **in** = ①季節、月、年、午前・午後・夕方　②…の後に
  ① in winter / in December / in 2016 / in the morning
  ② in a few days（数日後に）/ in six months（半年後に）/
  　in a year（1年後に）
- **within** = …以内に、…のうちに
  within a week（1週間以内に）
- **by** = …までに
  by the end of this month（今月末までに）
- **from A to B** = AからBまで
  from Monday to Friday / from 9 a.m. to 5 p.m.

その他の表現

(1) When should I come in again?
次回はいつ来たらいいですか。

(2) The test results will be ready in a few days.
検査の結果は数日後にわかります。

(3) Can you come in next Friday?
来週の金曜日に来られますか。

(4) That's not a good day for me.
その日は都合が悪いです。

(5) How about Tuesday?
火曜日はいかがですか。

(6) Is 10 o'clock in the morning convenient?
午前 10 時で、ご都合はいかがですか。

(7) Would late afternoon be OK (for you)?
午後の遅い時間帯は大丈夫ですか。

(8) Dr. Ando doesn't come on Thursdays.
安藤先生は、木曜日は担当ではありません。

(9) When is (are you going to have) your blood test?
血液検査の予定はいつですか。

(10) We'll see you on Wednesday at 4:00, then.
では、水曜日の午後 4 時に来てください。

練習問題

A. 英語に直しましょう。

(1) 来月の受診日はいつですか。

___

(2) 今から心電図の結果を持って内科を受診していただけますか。
《心電図＝ECG》

___

(3) 6月21日の午後遅い時間帯に来ていただけますか。

___

(4) 当院に来るときはいつでもこの診察券をお持ちください。

___

(5) 毎月の初めての受診時には健康保険証をお持ちください。

___

(6) 佐藤先生は、木曜日はいらっしゃいませんが、よろしいですか。

___

COLUMN

bring と take の違い

　bring は、話し手の方へ向かって物を「持ってくる」意味を表します。一方、**take** は、Chapter 3 でも触れましたが、ある所から物を取り別の場所へ移す意味ですから、話し手から離れた方向に物を「持っていく」意味になります。(この考え方は、come と go の使い方にも通じます。話し手がいる場所へ来るときは come、話し手から離れていくときは go です。)

　例えば、次回来院の際の予約票は、ここに「持ってくる」ので bring を使います。一方、患者さんに「写真を持って内科へ行ってください」のような、話し手から離れた方向へ「持っていく」場合には take を使います。話し手と場所を起点に、物をどの方向に「持っていく」のか「持ってくるか」によって使う動詞が違います。

- **Please bring your insurance card next time.**
  (次回、保険証を持ってきてください。)

- **Please bring the appointment slip on your return visit.**
  (再診の際、予約票をお持ちください。)

- **Please take this form to window 2.**
  (この用紙を 2 番の窓口へ持って行ってください。)

- **Please take this document to the registration counter.**
  (この書類を受付カウンターへ持って行ってください。)

Chapter 6

入院生活

キーワード

☐ 日用品	**daily necessities**
☐ 寝巻	**nightwear / pajamas**
☐ 下着	**underwear**
☐ タオル	**towel**
☐ 貴重品	**valuables**
☐ 私物	**personal belongings**
☐ 起床時刻	**wake up (time)**
☐ 就寝時刻	**bedtime**
☐ 消灯時刻	**lights-out**
☐ 入院	**admission / hospitalization** (< hospitalize 入院させる)
☐ 入院案内（パンフレット）	**brochure / pamphlet**
☐ ハラール食	**Halal food**
☐ ムスリム、イスラム教徒	**Muslim**
☐ 自動販売機	**vending machine**
☐ 現金自動支払機	**ATM (automated teller machine)**

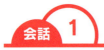

入院手続き時の説明

S staff（病院職員）、P patient（患者）

S Please come to the general reception with this admission card at 10 o'clock tomorrow.

明日の10時に、この入院予約票を持って総合受付にお越しください。

P OK. Is there anything else I should bring?

わかりました。ほかに何か持ってこなければならないものはありますか。

S Please bring the daily necessities listed in this brochure such as toiletries, toothbrush and toothpaste, slippers, tissues, spoon, fork, nightwear, underwear, and towels.

この入院のしおりに書いてある日用品、例えば洗面用具、歯磨きセットや、室内履き、ティッシュペーパー、スプーン、フォーク、寝巻や下着、タオルなどをお持ちください。

It would be better if your nightwear had buttons at the front and can be easily opened to show your chest and stomach.

寝巻は、前ボタン式で胸やお腹をすぐ出せるものが理想的です。

There is a store at the hospital where you can buy anything you need.

院内に売店がありますので、そこで何でも買えますよ。

P I see. Is there anything I have to be careful of?

わかりました。そのほかに何か気を付けることはありますか。

S Keep an eye on your valuables.
You should write your name on all your belongings.

貴重品（の盗難）には気を付けてください。私物にはすべて名前を書いておいてください。

P All right. Thank you. See you tomorrow.

わかりました。明日からよろしくお願いします。

S Feel free to ask me any questions.

何かあれば遠慮なくお尋ねください。

入院中の注意事項の説明

S staff（病院職員）、**P** patient（患者）

S I'd like to explain some things about your admission. Firstly, please follow the instructions of the doctors and nurses.

> 入院中の注意事項についてこれから説明します。まず入院中は主治医および看護師の指示に従ってください。

Next, keep this wrist band on your left wrist. It will be used to identify you in consultations and examinations.

> 次に、このリストバンドを常に左手首につけておいてください。診察や検査の際の本人確認に用います。

In this hospital, wake-up is at 6 a.m. and lights-out is at 9 p.m. Meals are served 3 times a day; 8 a.m., noon, and 6 p.m. Visiting hours are from 1 to 8 p.m. Do you have any questions?

> 当院は、午前6時起床、午後9時消灯です。食事の時間は3回、午前8時、正午、午後6時です。面会時間は午後1時から8時までです。何かご質問はありますか。

P Are the meals all Halal?

> 食事はハラール認証を受けたもの［イスラム法に則って調理された食事］ですか。

S It is possible to serve Halal meals, if you tell us in advance.

> 事前に申し出ていただければ、ハラール食を提供することは可能です。

P OK, and is there a room in which I can pray in this hospital?

> わかりました。それから、この病院に祈祷できる場所はありますか。

S Yes, there is a room for Muslim prayer. It is the second room from here on the left. Feel free to use it.

> この部屋から出て左手、2つめの部屋がイスラム教徒の方専用の祈祷所になっています。ご自由にお使いください。

P Thank you so much.

> わかりました。ありがとうございます。

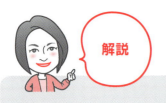

解説

　患者さんが、「…はどこですか」「…はありますか」と尋ねたときに、「…が○○にあります」と答えるには There is... を使います。例えば、

Is there a convenience store in the hospital?
　（院内にコンビニエンスストアはありますか。）

と尋ねられたら、

Yes, there is. There is a convenience store down the hall, on the corner.
　（はい、廊下の先のかどにコンビニエンスストアがあります。）

のように、どこにあるかまで答えるとよいですね。
一方、院内にない場合は、

No, there isn't, but there is one across from the hospital.
　（院内にはありませんが、病院の向かい側にあります。）

などのように、情報を付け加えて答えるのが親切な対応です。
　病院には、外来患者さん、入院患者さんはもとより、その家族、お見舞いの方など色々な人が訪れます。施設・設備について「…はありますか／どこですか」とよく尋ねられますから、「ある／ない」だけでなく「…にあります」まで答える表現も覚えて使えるようにしましょう。

使いこなしたいフレーズ

- **Feel free** to **ask** me any **questions**. 遠慮なくお尋ねください。
- **Do you have any questions?** 何かご質問はありますか。

《 Chapter 6 | 入院生活 》

その他の表現：病室・病棟の備品

病室・病棟の備品など
Items in the Hospital Room and Ward

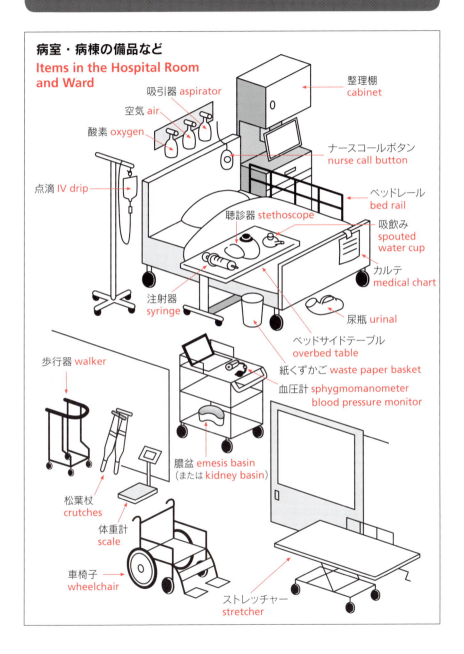

49

A. 以下のような会話になるように、下線部の単語を入れ替えて練習してみましょう。

(1) Is there anywhere I can ① <u>buy tissues</u> in the hospital?

院内に<u>ティッシュペーパーを買える</u>所がありますか。

① ［買うもの］ buy pajamas / a T-shirt / stationery / notebooks / magazines / stamps / postcards / coffee / tea / ice cream / a bottle of water, etc.

［すること］ wash towels, have my hair cut, make a telephone call, withdraw money

(2) Yes, there is ② <u>a convenience store</u>. It is ③ <u>down the hall, on the corner.</u>

はい、<u>コンビニエンスストア</u>があります。<u>廊下の先のかど</u>にあります。

No, there isn't. But there is one ③ <u>in front of the hospital.</u>

いいえ、ありません。でも、<u>コンビニエンスストア</u>が<u>病院の前</u>にあります。

② a bookstore, a post office, a coffee shop, a vending machine, a restaurant, a barber shop, a pay phone, an ATM, a flower shop, a coin laundry, a taxi stand, a baby-feeding room

③ ［病院内］ behind the pay phone, between the bathroom and the laundry, next to the laboratory on the second floor, on the third floor

［病院外］ next to the hospital, across from the hospital, near the park in this neighborhood

COLUMN

助動詞の使い方（should/could/can/may）

　should は「…すべきだ」という義務・当然の行動を表しますが、日本語で「…すべきだ」と言うときほどの強い意味ではなく、むしろ「…するほうがよい」くらいの感覚です。日本語の「…するほうがよい」を表すときには had better を使いがちですが、これがもつ意味は「…しなさい」くらいの強いものがあるので気を付けましょう。

　例えば、「週末は外に出て楽しむといいよ」と言いたいときは、You should go out and have fun on the weekend. と表現し、should を使う方がよいです。had better を使うと、この場合、言われた人は、外に出て行くように命令されている感じを受けるからです。

　人にものを頼むときには will, would, can, could が使えますが、特に病院での依頼の場合は、**could** を使うのがよいでしょう。could を用いた丁寧な表現方法については、Chapter 1 で紹介した通りです。

　「…してもよい」という許可の意味を表す方法として、can と may があります。**can** は一般的に使用できる一方で、**may** は親と子、先生と生徒といった上下関係が明確にある場合に用いられます。例えば、

You can take a bath after the shot.
　　注射の後お風呂に入ってもよいです。
You may watch TV after doing your homework.
　　宿題をしたらテレビを見てもいいよ。

　さらに、**may** は医療の場面で、薬や治療の影響や（副）作用の可能性を表すときにも使います。

You may feel dizzy after taking this medicine.
　　この薬を飲んだ後、ふらつくかもしれません。
It may be difficult to swallow food after the operation.
　　手術後は食べ物を飲み込むのが難しいかもしれません。

Chapter 7

診察

キーワード

☐ 予約	**appointment**
☐ 自動再来受付機	**automated reception machine**
☐ 診察室	**examination room**
☐ 待合室	**waiting room**
☐ 痛み	**pain / ache**
☐ 痛い	**sore**
☐ 痛む	**hurt**
☐ (痛みを)和らげる	**ease / relieve [pain]**
☐ 痛み止め、鎮痛剤	**painkiller**
☐ 骨折する	**break [a bone]**
☐ 包帯	**bandage**
☐ ギプス	**cast**
☐ …より早く、…より前に	**ahead of ...**

腕を骨折した患者の再診

N nurse（看護師）、**P** patient（患者）

N Ms. Jennifer Harrison, please come in.
ジェニファー・ハリソンさん、診察室へお入りください。

Hello. How have you been?
こんにちは。その後、調子はいかがですか。

P Not too bad, but the pain has stopped me sleeping a few times recently.
悪くはないですが、痛みで眠れないことが何回かありました。

N You're taking painkillers, aren't you?
痛み止めの薬は飲まれていますよね。

P Yes, I take one tablet only when I am in pain.
They work well and help to ease the pain.
はい、痛みがあるときだけ1錠飲んでいます。薬を飲むと痛みが和らぐので助かっています。

N I see. Please put your arm on the table so I can take the bandage and cast off.
そうですか。では、包帯とギプスを外すので、腕をこの台の上に置いてください。

P OK.
はい。

N I'll call the doctor now. Please wait a moment.
では、先生を呼んできますので少々お待ちください。

使いこなしたいフレーズ

- **How have you been?** その後、調子はいかがですか。
- **I'll check for you and be back soon.** すぐ確認してまいります。

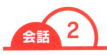

⟨ Chapter 7 | 診察 ⟩

順番待ちのクレーム

Ⓝ nurse（看護師）、Ⓟ patient（患者）

Ⓟ Excuse me. I've been waiting for more than an hour. When can I see the doctor?

すみません。もう 1 時間以上待っているけど、いつになったら診てもらえるのですか。

Ⓝ We're very sorry to have kept you waiting so long.

大変長らくお待たせしてご迷惑をおかけしております。

Ⓟ Why was another patient seen before me? I was waiting before him.

それに、私より後に来た人が、先ほど診察室に入っていったけど、どういうことですか。

Ⓝ Oh, really? I'm very sorry about that. May I have your name, please? I'll see what I can do.

そうでしたか…、順番を確認してまいりますので、お名前を教えていただけますか。

Ⓟ Douglas Ford. I've had a terrible headache since this morning, I need to see the doctor quickly.

ダグラス・フォードです。朝からひどい頭痛がしてるので、すぐに診てほしいんです。

Ⓝ OK, Mr. Ford, I'll check for you and be back soon.

フォード様ですね、すぐ確認してまいります。

Ⓟ All right.

はい、お願いします。

Ⓝ Mr. Ford, we are sorry to have kept you waiting.

フォード様、大変長らくお待たせしております。

There is only one person ahead of you now. You'll be called in 10 minutes or so.

順番としては 2 番目なので、あと 10 分くらいで診察になると思います。

Ⓟ Thank you.

そうですか、わかりました。

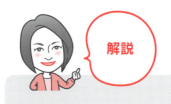

付加疑問文

　付加疑問文は話し言葉の中で多く用いられ、これは相手に何かを尋ねる疑問文というより、相手に同意を求めたり、確認したりするときに使います。
　作り方の基本は、先行する文が肯定文なら、付加疑問は否定文（肯定＋否定）となります。一方、先行する文が否定文なら、付加疑問は肯定文（否定＋肯定）となります。

①肯定＋否定：You took the medicine, didn't you?
（薬を飲んだよね？）

→ Yes, I did.（はい、飲みました。）
→ No, I didn't.（いいえ、飲みませんでした。）

②否定＋肯定：You didn't take the medicine, did you?
（薬を飲まなかったね？）

→ Yes, I did.（いいえ、飲みました。）
→ No, I didn't.（はい、飲みませんでした。）

　付加疑問文に対する回答を日本語的に考えて、"Yes""No"で答えると相手の誤解を招きます。英語では、質問の文型にかかわらず答えは同じです。上記の例だと、「薬を飲んだ」のなら"Yes"、「薬を飲まなかった」のなら"No"と覚えておけば、相手に誤解を生じさせることはありません。
　付加疑問部分（上記例では、didn't you / did you）を発音するときのイントネーションで意味合いに変化が生じます。語尾を上げて発音する上昇調だと疑問・質問の意味となり、下げて発音する下降調だと確認の意味になります。

その他の表現

痛みに関する表現

(1) ache

長い間続く鈍い痛みを表します。体の部分に -ache を付けることで、痛みを表す単語になります。ただし体のどの部位にでも付けられるわけではありません。英語では主に下記の5つが使われ、それ以外の、例えば armache などは使いません。

headache（頭痛）/ **stomachache**（腹痛）/ **earache**（耳痛）/ **toothache**（歯痛）/ **backache**（背中の痛み）

例文）**I have a headache.**（頭が痛いです。）

I have a toothache.（歯が痛いです。）

(2) pain

鋭い痛み、疼痛、急性の痛みを表します。

例文）**I have a pain in my arm.**（腕が痛いです。）

I have a pain in my stomach.（お腹が痛いです。）

(3) sore

圧痛、けがや炎症による痛みを表します。また、特に風邪をひいて、喉がヒリヒリした感じを表すときにもよく使います。形容詞「痛い」としてよく使われます。

例文）**I have a sore throat.**（喉が痛いです。）

My leg muscles are sore.（足が筋肉痛です。）

(4) hurt

体の一部が痛む、精神的に打撃を受けて心が痛むときに、動詞として使います。

例文）**My knees hurt.**（膝が痛いです。）

My right ankle hurts.（右足首が痛いです。）

That terrible news hurt me a lot.
（そのひどい知らせは私の心を痛めました［精神的にとてもつらいものでした］。）

練習問題

A. 付加疑問文を完成させましょう。

(1) You live near this hospital, (　　　)(　　　)?

(2) They were late for the appointment, (　　　)(　　　)?

(3) You didn't come to hospital last week, (　　　)(　　　)?

(4) He is a nurse, (　　　)(　　　)?

(5) You have an examination next week, (　　　)(　　　)?

(6) She will be late, (　　　)(　　　)?

(7) You have overslept, (　　　)(　　　)?

B. 日本語に沿って、英語で答えてみましょう。

(1) Your son hasn't returned yet, has he?
　　→まだ戻ってきていません。

_____

(2) We can't go out of the hospital without permission, can we?
　　→向かいのコンビニエンスストアへ買い物に行く程度ならかまいませんよ。

_____

(3) It is better for me to call my family, isn't it?
　　→そうですね。そのほうが心強いかもしれません。

_____

COLUMN

痛みの表現

チクチクする（prickling）のように、日本語は痛みの性質を擬音語・擬態語を使って表します。英語と日本語の表す意味が完全に一致するわけではありませんが、英語での表現も知っておくとよいでしょう。患者さんは、どのような痛みかをうまく表現することは難しいかもしれませんが、少しでも医療従事者に理解してもらえると安心します。以下、参考にしてください。

(1) 痛みの程度を表す表現

 acute（急性）⇔ **chronic**（慢性）
 severe（重症、重い）⇔ **mild**（軽症、軽い）
 sharp（鋭い）⇔ **dull**（鈍い）

(2) 性質を表す表現

 burning（ヒリヒリする） **gripping**（キリキリする）
 penetrating（差し込むような） **piercing**（刺すような）
 prickling（チクチクする） **shooting**（うずくような）
 splitting（割れるような） **throbbing**（ズキズキする）

 numb（しびれる、感覚がなくなる）＜ **numbness**（しびれ）
  My fingers are numb with cold. / I feel numbness in my fingers.（指が冷たくてかじかんでいる。）

 pins and needles（しびれて皮膚がピリピリする）
  I have pins and needles in my legs.
        （脚がしびれてピリピリする。）

 sting（〔虫刺されで〕チクっとする）

Chapter 8

検査

キーワード

□ 吐き気がする	**feel sick / nauseous**
□ 目まいがする	**dizzy**
□ 血液	**blood**
□ 横になる	**lie down**
□ 袖をまくる	**roll up [one's sleeve]**
□ 手を握る、握り拳にする	**make a fist**
□ (力を入れて)押さえる	**apply [pressure]**
□ チクッとする痛み	**prick**
□ 胸〔部〕	**chest**
□ レントゲン、X 線	**X-ray**
□ 外す、脱ぐ	**take off**
□ 尿	**urine**
□ 健康診断	**medical checkup**

採血

N nurse（看護師）、**P** patient（患者）

N Please have a seat. Have you ever felt sick or nauseous after having a blood sample taken?

> どうぞおかけください。これまでに採血をして気分が悪くなったり、吐き気を催したりしたことはありますか。

P Yes, I've felt dizzy once before, but I got better soon after and it wasn't too bad.

> はい、一度めまいがしたことがあります。すぐに良くなったので問題はありませんでしたけど。

N OK then, I'll get you to lie down on the examination table while I take your blood.

> そうですか。では、検査台で横になって採血をしましょう。

Please lie on your back and roll up your right sleeve.

> 仰向けに寝て、右の袖をまくってください。

P OK, how much blood are you going to take?

> はい、わかりました。どのくらい血を採るのですか。

N Just these two tubes. OK, could you make a fist, please?

> この試験管2本分です。では手を握ってください。

Great, now relax, I'll put the needle in now.
You might feel a little prick.

> 楽にしてください。針を刺しますよ。少しチクっとします。

N Thank you. Now relax your hand for me.

> ありがとうございます。もう手を楽にしていいですよ。

N Good, we're all finished. How are you feeling?

> はい、これで終わりです。ご気分はいかがですか。

P I'm all right, thank you.

> ええ、だいじょうぶです。

N I'll put a band-aid on. I'll get you to apply pressure here for a few minutes.

 絆創膏を貼りますね。少しの間押さえていてください。

Next you need to have an X-ray taken. Make sure you read through the instructions for taking an X-ray on this information sheet.

 では、次はX線検査に行ってください。X線を撮る前にこの注意事項を読んでおいてください。

Take care.

 お大事になさってください。

使いこなしたいフレーズ

- **Please** have a **seat**. どうぞおかけください。
- **Please lie** on your **back** and **roll** up your **right** sleeve. 仰向けに寝て、右の袖をまくってください。
- **Take** a **deep** breath, and **hold** it, please. 大きく息を吸って、とめてください。
- You can **relax** now. お疲れ様でした（楽にしていいですよ）。

会話 2

X 線撮影

R radiographer（放射線技師）、**P** patient（患者）

R I am going to take an X-ray of your chest. Please change into this gown and take off your watch and any jewelry.
Also, if there is any metal in your bra, take it off as well.

> これから胸の X 線を撮りますので、このガウンに着替えてください。時計、貴金属を外していただき、金属がついているようでしたら、下着（ブラ）も脱いでください。

I'll get you to stand on the step with your chest against this panel and place your chin on the chin-rest. OK.
Now, grasp both handles and follow the audio guidance.

> そこの足跡の位置に立ってください。胸をこのパネルにつけ、顎を台座の上に載せてください。手は両横にある手すりをつかんでください。音声ガイダンスに従ってください。

P All right.

> わかりました。

R Now, hold that position and try not to move.
Take a deep breath, and hold it, please.

> では、そのままの姿勢で動かないでください。大きく息を吸って、止めてください。

OK, that's it. You can relax now.
Please put your clothes back on.

> はい、終わりました。お疲れ様でした。洋服を着てください。

P Thank you. What should I do next?

> ありがとう。この後はどうすればいいですか。

R You need to see a doctor in internal medicine.
Have a seat outside until your X-ray is ready.
Then you need to take it and give it to the doctor.

> 内科で診察があります。X 線写真をお渡ししますので、外で座ってお待ちください。その後、X 線写真を医師に渡してください。

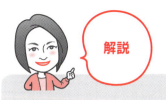

A.「今まで…したことがありますか」

　過去の経験について尋ねる表現です。Have you ever ＋過去分詞？で過去のある時点から今までの相手の経験を聞き出せます。現在完了形といいます。

・Have you ever had an ECG/an X-ray taken?
　　（心電図検査／X線写真撮影をしたことがありますか。）

・Have you ever had any allergies to any medication?
　　（薬を飲んでアレルギーが起きたことがありますか。）

　患者さんからは、次のような答えが返ってくるでしょう。

・Yes, I have. I did it last year. / I had an X-ray taken.
　　（はい、あります。昨年やりました。／X線写真を撮りました。）

・No, I have not. I have never done it before.
　　（いいえ、ありません。今まで一度もやったことがありません。）

B. vital signs

- **体温**：小数点は point と読みます。

  36.8℃ = thirty-six point eight degrees (Celsius)

- **血圧**：区切りの "/" は over と読みます。また単位の mmHg は口頭では省かれることも多いのですが、必要なときは millimeter Hg あるいは millimeter(s) of mercury と言います。

  120/80 mmHg = one hundred twenty over eighty
  　　　　　　　(millimeters of mercury)

  My blood pressure is 120 over 80.
  　　　　　　　　　　　（血圧は上が 120 で下が 80 です。）

- **脈拍**：単位は口頭では省かれることも多いのですが、必要なときは beats per minute (bpm) と言います。

  My normal pulse is 75 (beats per minute).
  　　　　　　　　　　　（平常の脈拍数は 75 です。）

その他の検査と関連表現

(1) **blood test**（血液検査）

- Let me take a blood sample.（採血します。）

- Have you ever had any reactions to alcohol swabs?（アルコール消毒で何か反応が起きたことがありますか。）

- Please make a fist with your thumb inside your fingers.（親指を中に入れて拳を握ってください。）

- Please relax your arm.（腕の力を抜いてください。）

- Are you feeling OK?（大丈夫ですか。）

- What time did you have breakfast?
（朝食は何時に食べましたか。）

- Your results will be ready in about thirty minutes.（採血結果は約 30 分後に出ます。）

(2) **urine test**（尿検査）

- midstream urine（中間の尿）、
  initial / final urine（最初の／終わりの尿）、
  first urine of the morning（朝一番の尿）

- Fill up one third of the cup.
（カップの 3 分の 1 くらいまで採ってください。）

- Fill it up to the line.（カップのこの線まで採ってください。）

(3) **electrocardiography** (心電図検査)

- I will place the electrodes on your chest, wrists, and ankles. (胸と両手首、両足首に電極を付けます。)

- This test shows us how your heart is functioning. (この検査であなたの心臓がどのように機能しているかわかります。)

(4) **ultrasonography / echography** (超音波検査)

- We will do an ultrasound examination of the fetus. (胎児の超音波検査をします。)

- The gel may feel a little cool. (ジェルが少しひんやり感じます。)

(5) **endoscopy** (内視鏡検査)

- A doctor will insert a long tube through your mouth and into your stomach. (医師が口から胃にチューブを入れます。)

- Take this medicine to numb your throat. (喉に麻酔をかけるため、この薬を飲んでください。)

- Try to hold it in your mouth for a while and not swallow it too quickly. (すぐに飲み込まずに、しばらく喉に溜めておいてください。)

(6) **biopsy** (生体組織検査；生検)

- I'm going to put a fine needle into the lump and draw out a cell specimen. (細針をしこりに刺して細胞［標本］を少し取ります。)

(7) **mammography** (マンモグラフィ)

- I will send the photos in digital form in order to add them to the medical record. (写真をカルテの中で見られるようにデジタルデータで送ります。)

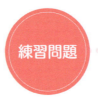

A. 英語に直してみましょう。[現在完了形の練習問題]

(1) 今までに MRI を撮ったことがありますか。

_____

(2) 水疱瘡にかかったことがありますか。

_____

(3) あなたの肺の写真を見たことがありますか。

_____

(4) 今までに心臓の手術を受けたことがありますか。

_____

(5) 今までに高血圧と診断されたことがありますか。

_____

B. 英語に直してみましょう。[動作表現の練習問題]

(1) 仰向けに寝てください。

_____

(2) うつぶせに寝てください。

_____

(3) 右側を下にして寝てください。

_____

(4) 息を吐きだして止めてください。

_____

(5) 眼鏡をはずして右目を閉じてください。

_____

(6) 体温を測るために、この体温計を腕の下に入れて、ピーという音がするまで数分待ってください。

_____

COLUMN

—gram / —graph / —graphy

electrocardiogram（心電図）, electrocardiograph（心電計）, electrocardiography（心電図記録法）をよく見ると、electrocardio- までが共通で語尾だけが異なっています。このように医学用語はいくつかの要素から構成されており、それらの要素がどんな意味をもつのかを知っていると、単語の意味が予想できます。ここでは electro（電気）＋ cardio（心臓）の後に —gram、—graph、—graphy がついているので、心電図検査に関することばであることがわかります。それぞれ順に、「記録されたもの（図）」、「記録する機械・機器」、「記録法」を意味しています。

放射線に関する言葉なら、—gram は「撮影図、造影像」、—graphy「撮影法、造影法」を表します。このようにして、単語の語尾の違いからその意味を知ることができます。他にも、下記のような例があります。

—scope: 検査器（…鏡）
　gastroscope（胃カメラ）　　　　endoscope（内視鏡）

—scopy: 検査法（…鏡検査）
　gastroscopy（胃カメラ検査法）　endoscopy（内視鏡検査法）

—meter: 測定器（…計）
　thermometer（温度計、体温計）
　audiometer（聴力計、オージオメータ）

—metry: 測定法
　thermometry（温度測定、検温）　audiometry（聴力検査）

Chapter 9

薬局

キーワード

☐ 薬剤師	**pharmacist / chemist**
☐ 薬局	**pharmacy**
☐ 炎症	**inflammation**
☐ 湿布	**plaster**
☐ 副作用 / 有害作用	**side effect / adverse effect**
☐ 風邪薬	**cold medicine**
☐ のど飴	**cough drop(s) / throat lozenge(s)**
☐ 薬が早く効く	**fast-acting**
☐ 薬の効果の持続時間が長い	**long-lasting**
☐ 効果が続く、持続する	**last**
☐ 薬を飲む、服用する	**take [medicine]**
☐ 市販薬	**over-the-counter (OTC) drug(s)**
☐ 漢方薬	**Chinese herbal medicine**

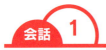

処方箋

S staff（病院職員）、**C** chemist（薬剤師）、**P** patient（患者）

S Please take this prescription to the pharmacy.
There is one next to the hospital, but you can go to any pharmacy near your house.

> この処方箋を持って薬局へ行って（薬をもらって）ください。薬局は病院の隣にありますが、ご自宅の近くの薬局でも結構です。

P OK. Thank you.

> わかりました。

・・・・・・・・・・・・・・・・・・・・・・ At a pharmacy ・・・・・・・・・・・・・・・・・・・・・・

C Can I have your prescription, please?

> 処方箋をいただけますか。

P Sure, here you are.

> はい，これです。

C OK, just a moment, please.

> ありがとうございます。しばらくお待ちください。

Mr. Gonzales, here is your medicine.
There are painkillers and cold plasters.

> ゴンザレス様、お待たせしました。今日は痛み止めの薬と湿布が出ています。

P Do I have to take the painkillers every day?

> 痛み止めの薬は毎日飲まなければいけませんか。

C Take one with water when you are in pain.
Please try not to take them on an empty stomach.

> 痛むときに水と一緒に1錠飲んでください。空腹時は避けてください。

P How should I apply the cold plasters?

> 湿布はどう使うのですか。

C The plasters last only 12 hours, so please change them twice a day. After removing one, wait about an hour before you put a new one on.

> 湿布は12時間しか効果が続かないので1日2回貼り替えてください。貼り替えるときには、1時間くらい間をおいてください。

If you find your skin rough, stop using plasters and wait until the inflammation has eased before using them again.

> もし皮膚がかぶれてしまった場合には、湿布の利用はやめてください。炎症が収まったら、また湿布の利用を再開してください。

P I see. Thank you.

> わかりました。ありがとう。

C Take care.

> お大事にしてください。

使いこなしたいフレーズ

- **Here is your medicine.**
  こちらがお薬です。

- **Take one with water when you are in pain.**
  痛みがひどいときに水と一緒に1錠飲んでください。

- **Please try not to take them on an empty stomach.**
  空腹時は避けてください。

- **How often should I take the medicine?**
  薬はいつ飲めばいいですか。

- **Take the antibiotics and stomach medicine with water after every meal.**
  抗生物質と胃薬は毎食後に水で飲んでください。

会話 2
薬の説明

C chemist(薬剤師)、**P** patient(患者)

C Here is your medicine; antibiotics with antipyretic analgesic, stomach medicine, and cough syrup.
   今日は解熱鎮痛効果のある抗生物質と胃薬、それと咳止めのシロップが出ています。

P Which are the antibiotics and which is the stomach medicine?
   どれが抗生物質で、どれが胃薬ですか。

C The yellow capsules are the antibiotics and the white tablets are the stomach medicine.
   黄色いカプセルが抗生物質で白い錠剤が胃薬です。

P What is the stomach medicine for? I have a cold.
   なぜ胃薬が出ているのですか。私は風邪なのに。

C You might have some stomach irritation because of the antibiotics. The medicine is to prevent any irritation.
   抗生物質の影響で胃が荒れてしまうかもしれないからです。これは炎症を抑える薬です。

P I see. How often should I take the medicine?
   そうですか。では薬はいつ飲めばいいですか。

C Take the antibiotics and stomach medicine with water after every meal. Take the cough syrup before breakfast and dinner.
   抗生物質と胃薬は朝昼晩の食後に水で飲んでください。シロップは朝晩の食前に服用してください。

P I see. Thank you.
   わかりました。ありがとう。

C OK. Take care.
   お大事にしてください。

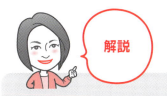

　「抗生物質」ということばは、病院で処方される薬としてよく聞くかもしれません。英語では antibiotics といいますが、この語をよく見ると、biotic(s)（生物の、生命の）に、「反／抗／非／対／…でない」の意味を持つ語 anti- が前に付いてできています。このような例は、下記のようなものがあります。

- **antiseptic**（消毒薬、防腐薬）＜ anti- ＋ septic（感染の、腐敗の）
- **antipyretic**（解熱剤、解熱薬）＜ anti- ＋ pyretic（熱を発生する）
- **antidiarrheal**（下痢止め）＜ anti- ＋ diarrheal（下痢の）

　これらは、語の構成要素をよく見ることで表す意味がわかる良い例です。その他にもその語が表す意味を想像しやすいものを挙げておきます。

- 鎮痛剤・痛み止め：**painkiller** ＜ pain（痛み）＋ kill（殺す）＋ er（物）
- 消毒薬：**disinfectant** ＜ dis（否定、逆にする）＋ infectant（感染させるもの）
- 吸入薬：**inhalation** ＜ inhale（吸入する）＋ -ation（…すること）
- 舌下錠：**sublingual tablet**
　　　　＜ sub（…の下）＋ lingual（舌の）＋ tablet（錠剤）
- 目薬：**eye-drops** ＜ eye（眼）＋ drops（滴）
- 点鼻スプレー：**nasal spray** ＜ nasal（鼻の）＋ spray（スプレー）
- 解熱剤：**fever reducer** ＜ fever（熱）＋ reduce（下げる）＋ [e]r（物）
　　　　＊先述のように antipyretic という言い方もあります。

　そして、日本語では薬を「飲む」と言いますが、英語では drink は使いません。薬の種類によって、動詞は take, use, apply などを使います。例えば、

- **Take one tablet when you are in pain.**
（痛むときに1錠飲んでください。）

- **Please apply this ointment on your wound before going to bed.**
（寝る前にこの軟膏を傷に塗ってください。）

　このように、「動詞＋薬など＋服用する時・間隔・頻度など」の順で表現できます。

　外国人患者さんには、薬の服用については特に正しく理解してもらう必要があります。きちんと説明できるようにしましょう。

その他の表現

(1) medicine for internal use / oral medicine
（内服薬と服用法）

- **take**（飲む） **one tablet**（錠剤） / **pill**（丸薬）
  *the Pill は contraceptive（避妊薬）
  one capsule（カプセル錠）
  one measure of syrup（シロップ1目盛り）
  one teaspoon of syrup（シロップ小さじ1杯）
  powdered medicine（粉薬）
  granular / **granulated medicine**
  （顆粒状の薬）

(2) medicine for external use（外用薬と使用法）

- **apply**（つける） **cream**（軟膏・クリーム）
  ointment（軟膏）
  hot plaster（温湿布）
  cold plaster（冷湿布）
- **rub**（擦り込む） **cream**
- **use**（使う） **ointment**
  spray（スプレー），**gargle**（うがい薬）
  eye-drops（目薬），**nose drops**（点鼻薬）
- **put in**（入れる） **eye-drops**（目薬をさす）
- **insert**（入れる） **a suppository**（座薬）

練習問題

A. 日本語に合うように、(　)に英語を入れてみましょう。

(1) カプセル1個1日2回朝晩食後に飲んでください。

(　　　) one (　　　) after meals (　　　)
(　　　) (　　　) morning and night.

(2) 目薬を1日5回さしてください。

(　　　) eye (　　　) (　　　) (　　　) a day.

(3) この軟膏を入浴後患部に塗ってください。

(　　　) this (　　　) on the site (　　　) (　　　).

(4) このシロップを小さじ1杯4時間おきに飲んでください。

(　　　) one (　　　) of this syrup every (　　　) (　　　).

B. 英語に直してみましょう。

(1) 薬が準備できました。

_____

(2) カプセルは飲み込むのが難しいですか。

_____

(3) 有害反応が出るかもしれないので、アルコールは飲まないでください。

_____

(4) のどが痛いときは、こののど飴をなめてください。

(5) この薬で、まれに発疹が出ることがありますが、そのときは薬を飲むのをやめて、ご相談ください。

(6) この薬で、眠気を催すことがあるので、車の運転は避けてください。

(7) この薬を飲むと、まれに顔がむくむことがあります。

(8) 点鼻スプレーを使う前に、説明書をよく読んでください。

(9) 薬は冷蔵庫で保管してください。

(10) 子供の手の届かないところに置いてください。

Chapter 10

リハビリテーション

キーワード

□ リハビリテーション	**rehabilitation**
□ 手首	**wrist**
□ 掌（てのひら）	**palm**
□ 親指	**thumb**
□ 肘	**elbow**
□ 脚 / 足	**leg / foot**
□ 足首	**ankle**
□ 膝	**knee**
□ 膝頭 / 膝蓋骨	**kneecap / patella**
□ 関節	**joint**
□ 姿勢	**posture**
□ 温める	**warm up**
□ まっすぐにする	**straighten**
□ 曲げる / 伸ばす	**bend / stretch**

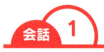

理学療法

PT physical therapist（理学療法士）、**P** patient（患者）

PT Before starting your rehabilitation exercises, please warm up your knee with this hot towel for 5 to 10 minutes.

リハビリを始める前に、膝をこの温かいタオルで5〜10分温めてください。

P OK.

わかりました。

PT Let's begin. First, I'd like you to sit down on the floor and straighten your legs.

では、リハビリを始めて行きます。まず、床の上に足をまっすぐ伸ばして座ってください。

Now, hold the back of your right knee with both hands and lift it up slowly.

そして右足の膝の裏を両手で持ち、そのままゆっくり上へ持ち上げてください。

P I can't lift it up any further. It hurts.

これ以上は痛くて上がりません。

PT All right. Hold your knee with both hands and straighten the joint slowly. Then lower it back to the first position.

では、両手で支えながら、ゆっくり関節を伸ばし、最初の姿勢に戻ってください。

P OK. It's tough.

わかりました。結構つらいですね。

PT Yes, everybody finds it tough at first.

最初はみんなそうですよ。

Please do three sets of this bending and stretching exercise, 10 times per set, in the morning and at night.

この曲げ伸ばしを1セットにつき10回ずつ3セット、朝晩に行ってください。

Chapter 10 | リハビリテーション

会話 2

電気治療

T therapist（療法士）、**P** patient（患者）

T Today I am going to set up the electrostimulation therapy machine.
今日は、電気治療を行っていきます。

You may feel some pins and needles during the treatment but it helps to relieve chronic pain.
ピリピリするかもしれませんが、慢性的な痛みを和らげてくれます。

P Is that so?
そうですか。

T Yes, it is good for reducing painful symptoms and muscle inflammation, as well as increasing blood circulation.
はい、痛みの症状や筋肉の炎症を和らげ、血液の循環もよくしてくれます。

Now, please take off your clothes from the waist up and lie face down on the examination table.
では、上半身の服をすべて脱いで検査台の上にうつぶせに寝てください。

P OK.
わかりました。

T Can you feel a tingle?
電気は来ていますか。

P It's prickling and it hurts.
チクチクしてすごく痛いです。

T Oh, is the pulse too strong? How about this?
強すぎましたか。では、これではどうですか。

P I can't feel anything now.
今度は何も感じなくなりました。

🅣 It's too weak then. How about this?
   今度は弱すぎますね。これならどうですか。

🅟 Yes, that seems fine.
   これならちょうどいいです。

🅣 The therapy takes about 20 minutes and the pulse sometimes changes. Please call me, if you have any problems.
   治療時間は約 20 分間で、電気の強弱が時折変わっていきます。何か問題があったら声をかけてください。

🅟 OK. Thank you.
   わかりました。

使いこなしたいフレーズ

- **Please take off your clothes from the waist up.**　上半身の服を脱いでください。
- **Please lie face down on the examination table.**　検査台の上にうつぶせに寝てください。
- **How about this?**　これではどうですか。

解説

　リハビリテーションでは、患者さんに身体を動かすように指示する表現を頻繁に使います。そこでよく使う動詞を、意味の似たような単語との比較や、反対の意味の単語を挙げながら例文とともに紹介します。動詞の原形で始まる英文にしてありますので、患者さんに言うときはpleaseを付けるなどして表現を工夫しましょう。

(1) 意味が似ている動詞

- **grasp:** 握る（しっかりつかんで握るイメージ）

    Grasp this rope.（ロープをしっかり握ってください。）

    hold: つかむ（片手、両手、腕の中に持って一時的に留めておくイメージ）

    Hold the ball in both hands.（両手でボールをつかんでください。）

- **lift:**（高い所に）持ち上げる（持ち上げる動作の方に意識がある）

    Lift a ball up and down.
    （ボールを持ち上げたり下したりしてください。）

    raise:（高い所に）〔持ち〕上げる（高い場所に置く動作の方に意識がある）

    Raise your arms above your heart.
    （腕を心臓より高い位置に上げてください。）

- **rotate:**（軸を中心に）回転する

    Rotate your wrist.（手首を回転させてください。）

    roll: 転がる（表面をコロコロと転がるイメージ）

    Roll onto your stomach/back/side.
    （うつ伏せ／仰向け／横になってください。）

- **place:**（注意を払ってきちんと）置く

    Place both hands on the wall.（壁に両手をついてください。）

    put: 置く

    Put one hand on your cheek.（手を頬にあててください。）

- **stretch:** いっぱいに伸ばす（1つのものをいっぱいに伸ばすイメージ）

    Stretch your leg joints. (両脚の関節を伸ばしてください。)

    extend: 伸ばす（幅広く使えるが、線状のものを直線的に伸ばすイメージ）

    Extend your arms and legs. (手足を伸ばしてください。)

- **turn over:** 向きを変える

    Turn over in bed. (ベッドで寝返りを打ってください。)

    turn around: 振り返る

    Turn around so I can check your back.
    (背中を見たいので後ろを向いてください。)

(2) 反対の意味を表す動詞

- **bend:** 曲げる

    Bend your knees. (膝を曲げてください。)

    straighten: 真っすぐにする

    Straighten your knees. (膝を〔真っすぐ〕伸ばしてください。)

- **lie:** 横になる

    Lie face up. (仰向けに寝てください。)
    Lie face down. (うつぶせに寝てください。)

    get up / rise: 起き上がる

    Get up from the bed. (ベッドから起き上がってください。)
    Rise from the chair. (椅子から立ち上がってください。)

- **move forward:** 前へ動かす

    move backward: 後ろへ動かす

    Move your arms forward and backward.
    (両腕を前後へ動かしてください。)

- **push:** 押す

    Push against the wall with both hands.
    (壁に両手を押し付けてください。)

pull: 引く
  Pull the rope to your chest.
  (胸の方にロープを引っ張ってください。)

- **put on:** 身につける
  Put on your corset. (コルセットを付けてください。)

  take off: 脱ぐ
  Take off your leg brace. (脚のギプスを取ってください。)

- **relax:** 緩める
  Relax your back muscles. (背筋を緩めてください。)

  tense: ぴんと張る、緊張させる
  Tense your leg muscles. (脚の筋肉に力を入れてください。)

- **sit down:** 座る
  Sit down on the mat. (マットの上に座ってください。)

  stand: 立つ
  Stand between the two bars. (2本のバーの間に立ってください。)

  stand up: 立ち上がる
  Stand up from the chair. (椅子から立ち上がってください。)

- **go up:** 昇る
  Go up the stairs. (階段を昇ってください。)
  Go up one step. (階段を一歩上がってください。)

  go down: 降りる
  Go down the stairs. (階段を降りてください。)
  Go down one step. (階段を一歩降りてください。)

［参考］
Step up (onto the box). (〔踏み台に〕乗ってください。)
Step down (from the box). (〔踏み台から〕降りてください。)

その他の表現

(1) What kind of movement makes the pain worse?
どういう動きをすると痛みますか。

(2) Where do you feel the pain?
どこが痛いですか。

(3) Hold onto this bar.
この棒につかまってください。

(4) Bend your left knee.
左膝を曲げてください。

(5) Move your right leg back.
右足を引いてください。

(6) Stand with both legs straight.
両足でまっすぐ立ってください。

(7) Pull your knees to your chest.
両膝を胸の方に引っ張ってください。

(8) Raise both (your) heels off the floor.
両踵を床から上げてください。

(9) Spread your legs (apart).
両脚を広げてください。

(10) Extend your arms overhead.
両腕を頭上に伸ばしてください。

練習問題

A. 英語に直してみましょう。

(1) 車椅子に座ってください。

(2) 足が重ならないように注意してください。

(3) 手を握って開いてください。

(4) 親指どうし回してください。

(5) 左肘を右手で支えてください。

(6) マットに仰向けになってください。

(7) テーブルの横に立ってください。

(8) 体重を左足にかけてください。

(9) 両手を両肩に置いてください。

(10) 腿を前後に動かしてください。

COLUMN

相づち

　外国人患者さんとの応対では、質問に答えてもらったり、こちらの指示に従っていろいろなことをしてもらったりすることが多いため、笑顔とともに適切な相づちや受け答えの表現が使えるとスムーズに会話が進みます。また、沈黙の時間をなるべく作らないために、つなぎ言葉も使うとよいでしょう。特にリハビリテーションの場面では、患者さんを励ますような言葉をかけてあげることも必要です。褒め言葉の例も挙げておきますので、下記の表現を参考にしてください。

・承知しました。もちろんです。
　　　　　　　　　　Sure. / Certainly. 《Certainly のほうが丁寧》
・わかりました。　　I see. / I understand.
・その通り。　　　　Exactly. / That's right.
・いいですね。　　　That would be nice. / That sounds good.
・えーっと…　　　　Well … / I mean …（つまり）/
　　　　　　　　　　Let me see …（どれどれ、ちょっと見せて）
・こんな感じです。このように。　　Like this.
・一緒にやってみましょう。　　Let's do it together.
・上手です。　　　　Good! / Great! / That's good.
・このまま続けてください。　　Keep going!

Chapter 11

災害時の対応

キーワード

☐ 地震	**earthquake**
☐ 震度	**seismic intensity**
☐ 余震	**aftershocks**
☐ 津波	**tsunami**
☐ 台風	**typhoon**
☐ 雷	**thunder**
☐ 稲妻	**lightning**
☐ 竜巻	**tornado / whirlwind / twister**
☐ 予報	**forecast**
☐ 避難する	**evacuate**
☐ 避難訓練	**evacuation drill**
☐ 懐中電灯	**flashlight**
☐ 落ち着く	**calm down**
☐ しゃがむ	**crouch (down)**
☐ 公共交通機関	**public transport**

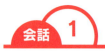

避難訓練

S staff（病院職員）、**P** patient（患者）

S We are going to conduct an emergency fire drill now.
今日これから、火災を想定した避難訓練を行います。

P OK. Do I need to do anything?
わかりました。何かしなくてはいけませんか。

S It's a voluntary drill for patients, however, if possible, we would like you to take part in it with us.
患者さんは自由参加の訓練ですが、よろしければぜひ参加していただきたいのです。

It's important for patient safety, especially for those who have limited Japanese ability.
特に日本語がよくわからない患者さんの安全を図るために重要です。

We can explain some important points to you if you join us.
参加していただけるようであれば、大事なポイントについてご説明します。

P OK, I'll join you. What should I do?
いいですよ。何をすればよいですか。

S Thank you. Please follow me and bring your valuables and any medicine that you take every day.
ありがとうございます。貴重品といつも飲む薬を持って私についてきてください。

P OK, sure.
わかりました。

S When you evacuate, move along the hallways crouching down.
避難する際は、姿勢を低くして廊下を進んでください。

Remember to cover your mouth with a handkerchief, or you will breathe in smoke.
ハンカチなどで口を覆ってください。そうしないと煙を吸ってしまいます。

Don't use elevators or escalators during an evacuation.
また避難する際は、エレベーターやエスカレーターは使用してはいけません。

P All right.
わかりました。

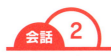

地震発生時

Ⓐ announcement（アナウンス）、Ⓢ staff（病院職員）、Ⓟ patient（患者）

Ⓐ Attention please, attention please.
A strong earthquake has just occurred. However, we are safe in this building.

> 緊急地震速報です。ただいま強い地震がありましたが、この建物は安全です。

The shaking may start again and happen a number of times. When that happens, hold on to something secure and stay away from windows, TVs, and furniture.

> 揺れが繰り返し発生する可能性があります。そのときは近くの固定されているものにつかまり、窓やテレビ、家具から離れてください。

The staff will soon come to check your room. Please follow their instructions and let them know if you have any questions or problems.

> これから職員が各病室へ向かいます。職員の指示に従い、ご質問や問題があればお申し付けください。

Ⓢ Elly, are you all right? Do you have any injuries?

> エリーさん、大丈夫でしたか。けがはありませんか。

Ⓟ No, I don't have any injuries, but I feel sick because of the shaking. It keeps shaking again and again. Is that normal?

> けがはありませんが、何度も揺れるので気持ち悪いです。ずっと揺れているけど、どうなっているんですか。

Ⓢ Yes, they are called aftershocks. They often occur after an earthquake. Don't worry, they will die down in a while.

> 余震といって、地震の後にはたいてい小さな揺れが起こります。しばらくすれば揺れも収まっていくと思います。

I will bring you some medicine for the nausea.

> 酔い止めの薬をお持ちしますので、それを飲んでください。

S Let me know if you still feel sick after taking it and I'll call a doctor for you.

　　それでも治まらなければ医師を呼んできますので、おっしゃってください。

P I see. Thank you.

　　わかりました。ありがとう。

使いこなしたいフレーズ

- **We would like you to take part in it with us.**
  よろしければ参加していただきたいのです。

- **Please follow me.**
  私についてきてください。

- **Move along the hallways crouching down.**
  姿勢を低くして廊下を進んでください。

- **Remember to cover your mouth with a handkerchief.**
  必ずハンカチで口を覆ってください。

- **Please let me know if you feel sick.**
  気分が悪ければ教えてください。

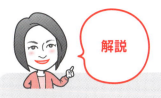

解説

forget (remember, try) + to do

　動詞 forget, remember, try は、後ろに不定詞（to ...）や動名詞（...ing）を取りますが、それぞれ意味が違いますから気をつけましょう。
- 不定詞がくる場合は「（これから未来に向けて）…すること」
- 動名詞がくる場合は「（すでに）…したこと」

を表します。ここでは、災害時の注意喚起や、指示に使える不定詞のみ扱います。

forget to ...	…するのを忘れる
Don't forget to ...	…するのを忘れないでください
remember to ...	…するのを覚えている
try to ...	…するようにする
try not to ...	…しないようにする

　地震時の注意事項を以上のフレーズと組合せた例文を挙げておきます。

(1)　Don't forget to bring a flashlight and a portable radio.
（懐中電灯と携帯ラジオを持っていくのを忘れないでください。）

(2)　Remember to protect yourself first.
（まず自分の安全確保を第一に心がけてください。）

(3)　Try to fasten the furniture to the wall.
（家具は壁に固定するようにしてください。）

(4)　Try not to sleep in places where things may fall on you.
（物が落ちてくる所に寝ないようにしてください。）

その他の表現

(1) Do not go back once you have evacuated.
いったん逃げ出したら、戻らないでください。

(2) Stay away from the windows.
窓から離れてください。

(3) Public transport isn't running.
公共交通機関は止まっています。

(4) Public transport has started running again.
公共交通機関は再開しました。

(5) Beware of falling objects.
落下物に注意してください。

(6) Follow me.
ついてきてください。

(7) Watch your step.
足下に気をつけてください。

(8) Put a handkerchief over your mouth.
ハンカチで口を覆ってください。

(9) Protect your head (from injury) with a helmet, a hat or cushion.
ヘルメットや帽子、座布団などで頭を守ってください。

(10) Exit the building while crouching as low to the ground as possible.
できるだけ姿勢を低くして建物から外に出てください。

Chapter 11 | 災害時の対応

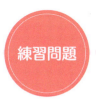
練習問題

A. 英語に直してみましょう。

(1) テーブルの下に隠れ、テーブルをしっかりつかんでください。

_____

(2) ドアを開けて出口を確保してください。

_____

(3) 揺れが収まったらヒーターを消してください。

_____

(4) パニックになって、あわてて外に出ないでください。

_____

(5) 電気のスイッチを入れないでください。

_____

(6) 厚底の履物を寝室に置いてください。

_____

(7) 階段を使ってください。

_____

COLUMN

宗教と食習慣

　世界にはさまざまな宗教があり、その教義が生活の根幹をなしていることも少なくなく、それが食生活にも及んでいます。そこで世界三大宗教と言われるキリスト教、仏教、イスラム教の食習慣を紹介します。

　キリスト教徒は世界各地に居住しており、特にヨーロッパ、アメリカ大陸に多く居住しています。キリスト教には、儀式や断食などを除いて、食に関する禁止事項はほとんどないようです。宗派によって規定しているものもあるようですが、少数派です。

　次に仏教徒は世界各地に居住していますが、その9割以上がアジア、特に南アジア、東南アジアに集中しています。

　食に関して禁止事項があるのは、一部の僧侶と厳格な信者に限られます。一般的には、殺生することや、生き物を傷つけることを慎む意識も高く、宗派や国によって食に対する意識はさまざまなようです。

　最後にイスラム教徒は世界各地に居住しており、中東諸国では国民の大多数がイスラム教徒です。ちなみに、イスラム教徒の人数は、アジアが多数を占めています。

　彼らは宗教が生活の基盤となっており、食に対してさまざまな規制事項があります。「豚」、「アルコール」、「宗教上適切な処理が施されていない肉」を摂ることは禁止されています。調味料に含まれるアルコールや、豚骨でダシをとった料理なども食べることができないので、注意が必要です。

　日本にも、イスラム教の教義にのっとって調理された「ハラルマーク」のついた食材や、ハラル認証を受けたお店などがあり、多くのイスラム教徒が利用しています。

Chapter 12

避難所生活

キーワード

☐ 避難所	**evacuation center / shelter**
☐ 無事である	**safe**
☐ 怪我	**injury**
☐ 配給	**supply**
☐ 配給所	**supply station / distributing station**
☐ 給水車	**tank truck**
☐ トイレ	**bathroom**
☐ ゴミ	**garbage**
☐ 可燃性の	**burnable**
☐ ペットボトル	**plastic bottle / bottled drink**
☐ ビニール袋	**plastic bag**
☐ 駐車場	**parking lot / parking area / parking space**
☐ 掲示板	**notice board**

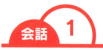

避難者の受入れ

Ⓢ staff（病院職員）、Ⓕ foreign tourist（外国人旅行者）

Ⓕ I am sightseeing around Japan. Due to the earthquake, I have been advised to come to this hospital for safety.

日本各地を観光しています。今日の地震でこの病院に避難するよう誘導を受けました。

Ⓢ OK. Are you injured or do you have any health concerns?

それは大変でしたね。お怪我や体調の異変はありますか。

Ⓕ I'm fine at the moment, thank you, unfortunately though, I lost my luggage as well as my passport.

今のところ特にありません。ありがとうございます。しかし、荷物をなくしてしまいパスポートもなくなってしまいました。

I want to go to the British consulate to let my family know I'm safe and to apply for a new passport.

イギリス領事館に行って、家族に私の無事を知らせ、再発行の手続きをしたいのですが。

Ⓢ I see. Please fill in the necessary items on this form. I'll tell you when the consulate contacts us.

わかりました。では、この用紙に必要事項を記入してください。
領事館から連絡があったら、すぐにお知らせいたします。

Ⓕ Thank you so much for your help.

ありがとうございます。よろしくお願いします。

使いこなしたいフレーズ

● Are you **injured** or do you **have** any **health concerns?**

お怪我や体調の異変はありますか。

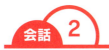

避難所での生活

Ⓢ staff（病院職員）、Ⓕ foreign tourist（外国人旅行者）

Ⓕ Excuse me, but I have heard that food and water will be provided here.

すみません。食料と水の配給を受けられると聞いたのですが。

Ⓢ Yes, that's right.

はい、そうです。

Ⓕ Can you tell me when and where I can get them?

いつ、どこで貰えるのか教えてもらえますか。

Ⓢ The food is distributed here three times a day, at 8, 12, and 6 p.m.

食べ物は1日3回、8時、12時、午後6時に、ここでお渡ししています。

Water is provided from a tank truck in the first parking area at 10 and 3 p.m.

水は、10時と午後3時に第一駐車場に給水車が来るので、そこで受け取ってください。

Ⓕ I see. Thank you. And where can I put the garbage?

わかりました。ありがとうございます。あと、ゴミはどこに捨てればいいですか。

Ⓢ There is a garbage collection site in the hallway.

ゴミは廊下に捨てる場所があります。

Put the burnable trash in a plastic bag with red writing, unburnable trash in one with green writing, and use a bag with blue writing for plastic bottles.

燃えるゴミは赤い文字のビニール袋へ、燃えないゴミは緑の文字のビニール袋へ、ペットボトルなどは青い文字のビニール袋へ捨ててください。

The collection area is a little dark, so in case electricity is not running, it will be useful to take a flashlight with you.

ゴミ捨て場は暗い所にあり、電気が使えないかもしれないので、念のため懐中電灯を持っていくとよいですよ。

(F) OK, thank you. Can I use a bathroom here?
わかりました。ありがとうございます。トイレは使えますか。

(S) No, they cannot be used. As you know, the water supply has been stopped, there are only portable toilets available.
水道が止まっているため使えませんので、簡易トイレを使ってください。

(F) All right. Thank you.
わかりました。

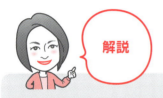

解説

Food and water will be provided.（食料や水が支給されます。）など、「〜が…される」という受け身の表現が出てきます。作り方の確認をしておきましょう。基本的には、［主語 (food and water)］＋［be 動詞 (will be)］＋［過去分詞 (provided)］＋［by ＋動作主］の形ですが、ここでは、by ＋動作主が省略されています。

本来なら Food and water will be provided by the local government.（食料と水は地方自治体によって供給されるでしょう。）となるでしょうが、あえて by the local government と表現しなくてもわかるので、省略されています。

逆に、その動作主を表したいときには、省略せずに by ... と付けます。Some concerts to support people in need are held by famous musicians.（有名なミュージシャンによって人々を励ますためのコンサートが開催されます。）と表すことができます。

Chapter 12 | 避難所生活

その他の表現

(1) Do you feel cold at all?
寒くないですか。

(2) Let's go and get our meals.
食事を取りに行きましょう。

(3) Why don't we go outside and refresh ourselves?
外に出て気分転換しませんか。

(4) Are you injured?
怪我はありませんか。

**(5) Do you need anything? /
Is there anything you need?**
何か必要なものはありますか。

(6) Drink a lot of water to stay hydrated.
脱水症状にならないように、水分を摂ってください。

(7) Try to keep the toilets clean for everybody.
トイレはみんなが使いますから、きれいに使いましょう。

(8) Inform us immediately if you see anyone acting suspiciously.
不審な人を見かけたら、私たちにすぐ連絡してください。

(9) Keep an eye on the notice board for updates and new information.
掲示板をこまめに確認してください。

(10) Do some stretches to improve circulation in your legs.
脚の血行を良くするために時々ストレッチをしてください。

練習問題

A. 英語に直してみましょう。

(1) 毎日正午から、ボランティアによる炊き出しが行われます。

_____

(2) プロサッカー選手によるサッカー教室が開催されます。

_____

(3) 日用雑貨は、1階の倉庫に保管され、係りが管理しています。

_____

(4) 毛布は1階の受付近くのテーブルに置いてあります。

_____

(5) 保健師による健康相談が定期的に行われています。

_____

Chapter 12 | 避難所生活

COLUMN

ベジタリアンについて

　ベジタリアンは、アメリカ、カナダ、イギリス、ヨーロッパ諸国、インド、台湾など、世界各地に居住しています。ベジタリアンは多種多様であり、宗教上の教義を理由とするもの、健康志向からくるもの、本人の嗜好を理由としたもの、思想（アニマルライツ、環境保全等）を理由としたもの、などが考えられます。また、その程度もいろいろあり、動物や卵・乳製品を一切口にしない人たちもいれば、肉は食べないが乳製品は食べるベジタリアンもいます。なかには、動物製品（革製品・シルク・ウール・ゼラチン）を身に着けることさえ嫌う人もいます。

付録 1　病院内の施設の名称

A　病棟
- ☐ 一般病棟　　　　　general ward
- ☐ 内科病棟　　　　　medical ward
- ☐ 外科病棟　　　　　surgical ward
- ☐ 小児〔科〕病棟　　pediatric ward
- ☐ 産科病棟　　　　　maternity ward

B　部屋の名称
- ☐ 診察室　　　　　　　　consultation room
- ☐ 集中治療室　　　　　　intensive care unit (ICU)
- ☐ 救急処置室　　　　　　emergency room (ER)
- ☐ リハビリテーション室　rehabilitation center / － room
- ☐ 手術室　　　　　　　　operating room
- ☐ 検査室　　　　　　　　laboratory
- ☐ 分娩室　　　　　　　　delivery room
- ☐ 新生児室　　　　　　　newborn nursery
- ☐ 周産期センター　　　　perinatal center
- ☐ 調剤室　　　　　　　　dispensary
- ☐ 薬局　　　　　　　　　pharmacy
- ☐ 霊安室　　　　　　　　mortuary
- ☐ トイレ　　　　　　　　lavatory
- ☐ シャワールーム　　　　shower room
- ☐ 病室　　　　　　　　　(hospital) room; sickroom
- ☐ 個室　　　　　　　　　private room
- ☐ 相部屋　　　　　　　　shared room
- ☐ 4人部屋　　　　　　　 4-bed room

C　管理部門
- ☐ 総合案内（総合受付）　information counter / general reception
- ☐ 外来窓口　　　　　　　outpatient window
- ☐ 入退院受付　　　　　　admission counter
- ☐ 会計窓口　　　　　　　cashier window
- ☐ 処方箋窓口　　　　　　prescription counter

☐	待合室	waiting room
☐	医局	doctors' office
☐	ナースステーション	nurses' station
☐	医事課	business office
☐	看護事務室	nurses' office

D　サービス部門

☐	談話室、ラウンジ	lounge
☐	ロビー	lobby
☐	食堂	cafeteria / restaurant
☐	売店	shop / stand
☐	自動販売機	vending machine
☐	現金自動支払機	ATM (automated teller machine)
☐	コインランドリー	coin laundry / laundromat
☐	理髪店	barbershop
☐	郵便局	post office
☐	エレベーター	elevator
☐	エスカレーター	escalator
☐	階段	stairs
☐	廊下	hall / hallway / corridor
☐	タクシー乗り場	taxi stand
☐	バス乗り場	bus stop

付録2　受付での手続き

☐	受診前手続き	procedure before consultation
☐	受付（登録・診察）	registration
☐	時間外受付	after-hours reception
☐	診察時間	consultation times / — hours
☐	面会時間	visiting hours
☐	待ち時間	waiting time
☐	予約	appointment

付録3　各種書類の名称

- ☐ 〔診察〕申込用紙　　　registration form
- ☐ 紹介状　　　　　　　referral
- ☐ 予約票　　　　　　　appointment slip
- ☐ 身分証　　　　　　　identification card (ID)
- ☐ 在留カード　　　　　residence card
- ☐ 健康保険証　　　　　health insurance card
- ☐ 請求書　　　　　　　bill / invoice
- ☐ 領収書　　　　　　　receipt
- ☐ 借用書　　　　　　　IOU form
- ☐ 助成金申込書　　　　subsidy form
- ☐ 診療記録、カルテ　　medical record / — chart
- ☐ 診断書　　　　　　　medical certificate

付録4　会計用語

- ☐ 医療費　　　　　　　medical expense(s) / medical care cost(s)
- ☐ 初診料　　　　　　　first visit fee
- ☐ 診察料　　　　　　　consultation fee
- ☐ 保険　　　　　　　　insurance
- ☐ 社会保険　　　　　　social insurance
- ☐ 国民健康保険　　　　national health insurance
- ☐ 海外旅行保険　　　　traveler's insurance
- ☐ 出産育児一時金　　　lump-sum birth allowance
- ☐ 自費　　　　　　　　private expenses
- ☐ 自動精算機　　　　　automated payment machine
- ☐ 暗証番号　　　　　　personal identification number (PIN)
- ☐ 現金　　　　　　　　cash
- ☐ お釣り　　　　　　　change

付録5　薬局用語

- ☐ 薬局　　　　　　　pharmacy
- ☐ 処方箋　　　　　　prescription
- ☐ 処方薬　　　　　　prescription drug
- ☐ 市販薬　　　　　　over-the-counter (OTC) drug(s)
- ☐ 服薬指導　　　　　medication counseling
- ☐ 副作用／有害作用　side effect / adverse effect
- ☐ 痛み止め、鎮痛剤　painkiller
- ☐ 解熱薬　　　　　　fever reducer
- ☐ 風邪薬　　　　　　cold medicine
- ☐ 抗生物質　　　　　antibiotic(s)
- ☐ 目薬　　　　　　　eyedrops / eyewash
- ☐ のど飴　　　　　　cough drop(s)
- ☐ うがい薬　　　　　gargle
- ☐ 睡眠薬　　　　　　sleeping pill
- ☐ 錠剤　　　　　　　tablet
- ☐ カプセル錠　　　　capsule
- ☐ 丸薬　　　　　　　pill
- ☐ 粉薬　　　　　　　powder / powdered medicine
- ☐ 顆粒状の薬　　　　granulated medicine
- ☐ 軟膏　　　　　　　ointment
- ☐ 湿布，貼り薬　　　plaster / poultice
- ☐ 座薬　　　　　　　suppository
- ☐ 漢方薬　　　　　　Chinese herbal medicine

付録6　医療機器の名称

- ☐ 注射器　　　　　injector / syringe
- ☐ ピンセット　　　tweezers
- ☐ 包帯　　　　　　bandage
- ☐ 吊り包帯　　　　sling
- ☐ ガーゼ　　　　　gauze
- ☐ 絆創膏　　　　　adhesive bandage / Band Aid《商標》/ band-aid
- ☐ 圧迫帯　　　　　pressure bandage
- ☐ 抑制帯　　　　　restraining band
- ☐ 綿棒　　　　　　swab / Q-Tip《商標》
- ☐ 脱脂綿　　　　　absorbent cotton
- ☐ 消毒液　　　　　antiseptic solution
- ☐ 蒸留水　　　　　distilled water
- ☐ 膿盆　　　　　　emesis basin / kidney basin
- ☐ 眼帯　　　　　　eye patch
- ☐ 鉗子　　　　　　forceps
- ☐ 身長計　　　　　height scale
- ☐ 体重計　　　　　weight scale
- ☐ 体温計　　　　　thermometer
- ☐ 肺活量計　　　　spirometer
- ☐ 聴診器　　　　　stethoscope
- ☐ 血圧計　　　　　sphygmomanometer / blood pressure monitor
- ☐ 血糖測定器　　　blood glucose meter
- ☐ パルスオキシメーター　pulse oximeter
- ☐ ホットパック　　hot pack
- ☐ ギプス　　　　　cast
- ☐ シーネ、副え木　splint
- ☐ 氷のう　　　　　ice bag
- ☐ 吸引器　　　　　aspirator
- ☐ 吸入器　　　　　inhaler
- ☐ 酸素マスク　　　oxygen mask
- ☐ 酸素タンク　　　oxygen tank
- ☐ 人工呼吸器　　　ventilator
- ☐ 点滴台　　　　　IV stand

☐ 噴霧器	nebulizer / spray
☐ 補聴器	hearing aid
☐ 松葉杖	crutch(es)
☐ 杖	cane
☐ 歩行器	walker
☐ 自動体外式除細動器	AED (automated external defibrillator)
☐ 担架、ストレッチャー	stretcher / gurney
☐ 車椅子	wheelchair

付録7　病室や病棟の備品の名称

☐ 電動ベッド	electromotive bed
☐ ベッド柵	bed rail
☐ 床頭台	bedside table
☐ シーツ	bed sheet
☐ 毛布	blanket
☐ しびん	urine bottle / urinal
☐ 便器、おまる	bedpan / commode
☐ ブラインド	window shade / blind
☐ ロッカー	closet
☐ ナースコールボタン	nurse call button
☐ 冷蔵庫	refrigerator
☐ くずかご	waste paper basket
☐ 日用品	daily necessities
☐ 貴重品	valuables
☐ 私物	personal belongings
☐ 緊急呼び出し	emergency call
☐ 火災報知機	smoke alarm
☐ 消火器	fire extinguisher
☐ 非常口	emergency exit
☐ 救急車	ambulance

付録8　病院で働くスタッフの名称

- ☐ 院長 — hospital director
- ☐ 副院長 — vice director of hospital
- ☐ 医師 — doctor / physician
- ☐ 主治医、担当医 — attending physician
- ☐ 研修医 — resident
- ☐ 看護部長 — director of nursing
- ☐ 看護師 — nurse
- ☐ 専門看護師 — certified specialist nurse
- ☐ 認定看護師 — certified nurse
- ☐ 准看護師 — licensed practical nurse
- ☐ 看護実習生 — student nurse
- ☐ 助産師 — midwife
- ☐ 保健師 — public health nurse
- ☐ 歯科医師 — dentist
- ☐ 薬剤師 — pharmacist / chemist
- ☐ 栄養士 — dietitian
- ☐ 臨床検査技師 — clinical laboratory technician
- ☐ 臨床工学技士 — clinical engineer (CE)
- ☐ 放射線技師 — radiographer
- ☐ 理学療法士 — physical therapist (PT)
- ☐ 作業療法士 — occupational therapist (OT)
- ☐ 言語療法士 — speech therapist (ST)
- ☐ ソーシャルワーカー — medical social worker
- ☐ 臨床心理士 — clinical psychologist
- ☐ 診療情報管理士 — health information manager
- ☐ 事務職員 — clerk
- ☐ 受付係 — receptionist
- ☐ 会計係 — cashier
- ☐ 守衛 — guard
- ☐ 勤務中の、担当の — on duty
- ☐ 非番の — off duty
- ☐ 待機中の — on call

付録9　診療科と専門医の名称

- ☐ 内科　　　　　　　　internal medicine; physician / internist
- ☐ 神経〔内〕科　　　　 neurology; neurologist
- ☐ 循環器〔内〕科　　　 cardiology; cardiologist
- ☐ 呼吸器〔内〕科　　　 respiratory medicine / pulmonary medicine; pulmonologist
- ☐ 消化器〔内〕科　　　 gastroenterology; gastroenterologist
- ☐ 腎臓〔内〕科　　　　 nephrology; nephrologist
- ☐ 内分泌〔内〕科　　　 endocrinology; endocrinologist
- ☐ 血液〔内〕科　　　　 hematology; hematologist
- ☐ 腫瘍科　　　　　　　oncology; oncologist
- ☐ 外科　　　　　　　　surgery; surgeon
- ☐ 脳神経外科　　　　　neurosurgery; neurosurgeon
- ☐ 整形外科　　　　　　orthopedics; orthopedist / orthopedic surgeon
- ☐ 形成外科　　　　　　plastic surgery; plastic surgeon
- ☐ 麻酔科　　　　　　　anesthesiology; anesthesiologist
- ☐ 産科　　　　　　　　obstetrics; obstetrician
- ☐ 婦人科　　　　　　　gynecology; gynecologist
- ☐ 女性外来　　　　　　women's clinic
- ☐ 老年科　　　　　　　geriatrics; geriatrician
- ☐ 小児科　　　　　　　pediatrics; pediatrician
- ☐ 眼科　　　　　　　　ophthalmology; ophthalmologist / eye doctor
- ☐ 耳鼻咽喉科　　　　　oto(rhino)laryngology / ENT (ears, nose, and throat); oto(rhino)laryngologist / ENT doctor
- ☐ 皮膚科　　　　　　　dermatology; dermatologist
- ☐ 泌尿器科　　　　　　urology; urologist
- ☐ 精神科　　　　　　　psychiatry; psychiatrist
- ☐ 放射線科　　　　　　radiology; radiologist
- ☐ 口腔外科　　　　　　oral surgery; oral surgeon
- ☐ 歯科　　　　　　　　dentistry; dentist
- ☐ 総合診療科　　　　　general medicine
- ☐ 救命救急センター　　emergency room (ER)
- ☐ 透析センター　　　　dialysis center
- ☐ 健診センター・人間ドック　health screening center

付録10　医療行為

- ☐ 診察 — consultation
- ☐ 問診 — medical interview
- ☐ 聴診 — auscultation
- ☐ 視診 — inspection
- ☐ 打診 — percussion
- ☐ 注射 — shot / injection
- ☐ 予防接種 — vaccination
- ☐ 点滴 — IV (intravenous) drip
- ☐ 検査 — test
- ☐ 血液検査 — blood test
- ☐ 尿検査，検尿 — urine test / urinalysis
- ☐ 視力検査 — eyesight test / optometry
- ☐ 聴力検査 — audiometry
- ☐ X線検査 — X-ray scan
- ☐ 心電図検査 — ECG / EKG (electrocardiography)
- ☐ CT検査 — CT scan
- ☐ エコー（超音波）検査 — ultrasound / echography
- ☐ MRI検査 — MRI scan
- ☐ マンモグラフィ — mammography
- ☐ 内視鏡検査 — endoscopy
- ☐ 生体組織検査、生検 — biopsy
- ☐ 診断 — diagnosis
- ☐ 処置 — treatment
- ☐ 切開 — incision
- ☐ 切除 — excision
- ☐ 手術 — surgery / operation
- ☐ 説明、指導 — explanation / counseling
- ☐ リハビリテーション — rehabilitation
- ☐ 理学療法 — physical therapy (PT)
- ☐ 作業療法 — occupational therapy (OT)
- ☐ 言語療法 — speech therapy (ST)
- ☐ 健康診断 — medical checkup

付録11　身体の各部の名称

A. 外部

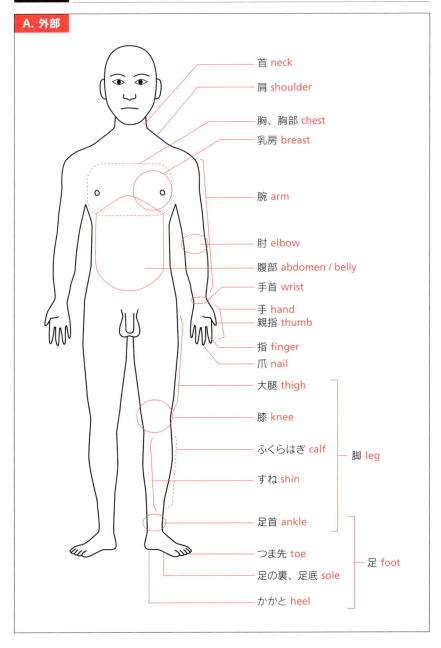

A. 外部

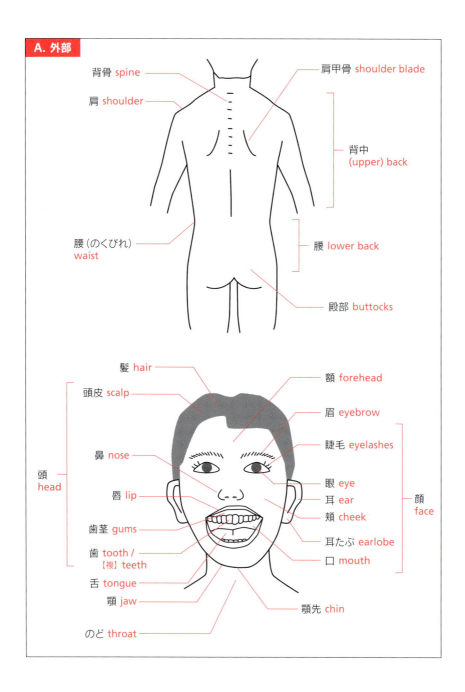

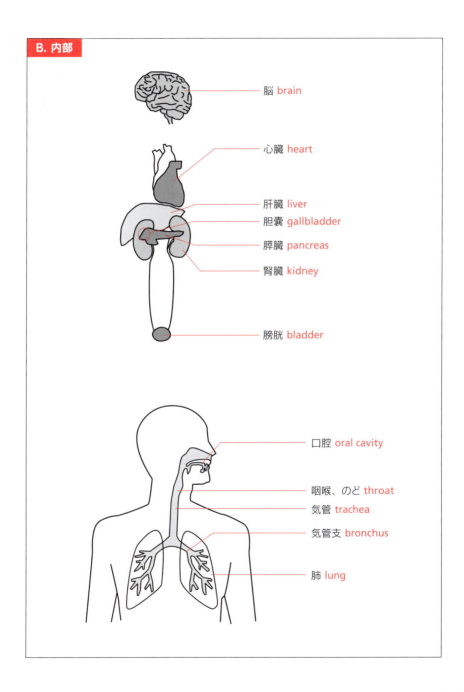

B. 内部

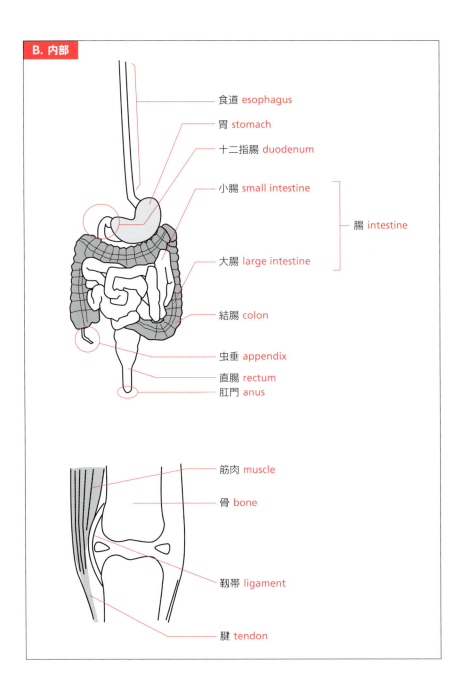

索引

あ

相部屋　shared room　104
顎　jaw　114
顎先　chin　114
足　foot　79, 113
脚　leg　79, 113
足首　ankle　79, 113
足の裏　sole　114
温める　warm up　79
圧迫帯　pressure bandage　108
暗証番号　personal identification number (PIN)　27, 106
胃　stomach　116
胃カメラ；一検査法　gastroscope; gastroscopy　70
医局　doctors' office　105
医師　doctor / physician　110
医事課　business office　9, 105
イスラム教徒　Muslim　45
痛い　sore　53
痛み　ache / pain / sore　53, 57
痛み止め　painkiller　53, 107
痛みを和らげる　ease / relieve [pain]　53
痛む　hurt　53, 57
一般病棟　general ward　104
医薬品　medicine / drug　27
医療費　medical expense(s) / medical care cost　27, 106
咽喉　throat　115
インフルエンザ　flu / influenza　37
うがい薬　gargle　107
受付（登録・診察）　registration　105
受付係　receptionist　37, 110
栄養士　dietitian　110
エコー検査　ultrasound / echography　112
X線検査　X-ray scan　112
MRI検査　MRI scan　112
炎症　inflammation　71
お釣り　change　27, 106
おまる　bedpan / commode　109
親指　thumb　79, 113
温度計　thermometer　70
温度測定　thermometry　70

か

ガーゼ　gauze　108
海外旅行保険　traveler's insurance　1, 106
会計係　cashier　110
会計窓口　cashier window　9, 104
懐中電灯　flashlight　89
外来患者　outpatient　17
外来窓口　outpatient window　104
かかと　heel　113
火災報知機　smoke alarm　109
風邪　cold　17
風邪薬　cold medicine　71, 107
肩　shoulder　113
可燃性の　burnable　97
カプセル錠　capsule　107
紙くずかご　waste paper basket　49
顆粒状の薬　granulated medicine　107
カルテ　medical record / medical chart　27, 49, 106
眼科；眼科医　ophthalmology; ophthalmologist / eye doctor　111
看護師　nurse　110
看護実習生　student nurse　110
看護事務室　nurses' office　105
看護部長　director of nursing　110
鉗子　forceps　108
関節　joint　79
肝臓　liver　115
眼帯　eye patch　108
漢方薬　Chinese herbal medicine　71, 107
丸薬　pill　107
気管　trachea　115
気管支　bronchus　115
起床時刻　wake up (time)　45
貴重品　valuables　45, 109
ギプス　cast　53, 108
吸引器　aspirator　49, 108
救急車　ambulance　109
救急処置室　emergency room (ER)　104
給水車　tank truck　97
吸入器　inhaler　108
吸入薬　inhalation　75
救命救急室　emergency room　9
救命救急センター　emergency room (ER)　111
胸部　chest　61, 113
緊急呼び出し　emergency call　109
筋肉　muscle　116
勤務中の　on duty　110
薬　medicine / drug　27
唇　lip　114
車椅子　wheelchair　49, 109
掲示板　notice board　97
形成外科；形成外科医　plastic surgery; plastic surgeon　111
怪我　injury　97
外科；外科医　surgery; surgeon　111
血圧計　sphygmomanometer / blood pressure monitor　49, 108
血液　blood　61
血液〔内〕科；血液内科医　hematology; hematologist　111
血液検査　blood test　112
結腸　colon　116

日本語	English	ページ
解熱剤、解熱薬	fever reducer / antipyretic	75, 107
下痢止め	antidiarrheal	75
腱	tendon	116
検温	thermometry	70
現金自動支払機	ATM (automated teller machine)	45, 105
肩甲骨	shoulder blade	114
健康診断	medical checkup	61, 112
健康保険証	health insurance card	1, 106
言語療法	speech therapy (ST)	112
言語療法士	speech therapist (ST)	110
検査室	laboratory	9, 104
研修医	resident	110
健診センター	health screening center	111
検尿	urine test / urinalysis	112
コインランドリー	coin laundry / laundromat	105
公共交通機関	public transport	89
口腔	oral cavity	115
口腔外科；口腔外科医	oral surgery; oral surgeon	111
抗生物質	antibiotics	107
肛門	anus	116
呼吸器〔内〕科；呼吸器内科医	respiratory medicine / pulmonary medicine; pulmonologist	111
国民健康保険	national health insurance	1, 106
腰	lower back; waist	114
個室	private room	104
骨折する	break [a bone]	53
粉薬	powder / powdered medicine	107
コピー（をとる）	photocopy	1
ゴミ	garbage	97

さ

日本語	English	ページ
再診	re-visit / return visit	1
再診予約	return appointment	37
在留カード	residence card	1, 106
作業療法	occupational therapy (OT)	112
作業療法士	occupational therapist (OT)	110
座薬	suppository	107
産科；産科医	obstetrics; obstetrician	111
産科病棟	maternity ward	104
歯科；歯科医	dentistry; dentist	111
歯科医師	dentist	110
時間外受付	after-hours reception	105
地震	earthquake	89
姿勢	posture	79
舌	tongue	111
下着	underwear	45
湿布	plaster / poultice	71, 107
自動再来受付機	automated reception machine	53
自動精算機	automated payment machine	27, 106
自動体外式除細動器	AED (automated external defibrillator)	109
自動販売機	vending machine	45, 105
市販薬	over-the-counter (OTC) drug	71, 107
自費	private expenses	106
耳鼻咽喉科；耳鼻咽喉科医	oto(rhino)laryngology; oto(rhino)laryngologist / ENT doctor	111
しびれ；しびれる	numbness / numb	59
しびん	urine bottle / urinal	109
私物	personal belongings	45, 109
事務職員	clerk	110
新患受付	registration	9
社会保険	social insurance	1, 106
借用書	IOU form	27, 106
周産期センター	perinatal center	104
就寝時刻	bedtime	45
集中治療室	intensive care unit (ICU)	104
十二指腸	duodenum	116
守衛	guard	110
祝日	national holiday	17
主治医	attending physician	110
手術	surgery / operation	112
手術室	operating room	104
腫瘍科；腫瘍専門医	oncology; oncologist	111
循環器〔内〕科；循環器内科医	cardiology; cardiologist	111
准看護師	licensed practical nurse	110
紹介状	referral	1, 106
消火器	fire extinguisher	109
消化器〔内〕科；消化器内科医	gastroenterology; gastroenterologist	111
錠剤	tablet	107
小腸	small intestine	116
消灯時刻	lights-out	45
消毒液	antiseptic solution	108
消毒薬	antiseptic / disinfectant	75
小児科；小児科医	pediatrics; pediatrician	111
小児〔科〕病棟	pediatric ward	104
蒸留水	distilled water	108
食堂	cafeteria / restaurant	105
食道	esophagus	116
助産師	midwife	110
初診	first visit	1
初診料	first visit fee	27, 106
女性外来	women's clinic	111
処置	treatment	112
処方箋	prescription	27, 107
処方箋窓口	prescription counter	104
処方薬	prescription drug	107
視力検査	eyesight test / optometry	112
神経〔内〕科；神経内科医	neurology; neurologist	111
人工呼吸器	ventilator	108
診察	consultation	112

索引

診察券　registration card ································ 1
診察時間　consultation times / - hours ···· 17, 105
診察室　consultation room ························· 104
診察申込用紙　registration form ·········· 1, 106
診察料　consultation fee ······················ 27, 106
新生児室　newborn nursery ······················ 104
心臓　heart ·· 115
腎臓　kidney ·· 115
腎臓〔内〕科；腎臓内科医　nephrology; nephrologist
　　··· 111
靱帯　ligament ··· 116
診断　diagnosis ·· 112
診断書　medical certificate ················· 27, 106
心電図検査　ECG / EKG (electrocardiography)
　　··· 112
震度　seismic intensity ··································· 89
診療記録　medical record / medical chart
　　·· 27, 106
診療情報管理士　health information manager
　　··· 110
膵臓　pancreas ·· 115
吸飲み　spouted water cup ······················ 49
睡眠薬　sleeping pill ····································· 107
頭痛　headache ·· 57
ストレッチャー　stretcher / gurney ···· 49, 109
すね　shin ··· 113
請求（する）　claim ··· 27
請求書　bill / invoice ······················ 27, 106
請求明細書　itemized bill / detailed statement
　　··· 27
整形外科；整形外科医　orthopedics; orthopedist /
orthopedic surgeon ································· 1, 111
精神科；精神科医　psychiatry; psychiatrist ····· 111
生体組織検査、生検　biopsy ····················· 112
舌下錠　sublingual tablet ···························· 75
背中　(upper) back ·· 114
背中の痛み　backache ··· 57
背骨　spine ··· 114
専門看護師　certified specialist nurse ······· 110
総合案内（総合受付）　information counter /
general reception ··································· 9, 104
総合診療科　general medicine ··············· 111
副え木　splint ·· 108
ソーシャルワーカー　medical social worker ···· 110
足底　sole ··· 113
袖をまくる　roll up [one's sleeve] ·············· 61

た

体温計　thermometer ······························· 70, 108
待機中の　on call ·· 110
体重計　weight scale ····················· 49, 108
大腿　thigh ··· 113
大腸　large intestine ···································· 116
脱脂綿　absorbent cotton ······················· 108
担架　stretcher / gurney ······················· 109
担当医　attending physician ···················· 110
担当の　on duty ·· 110
胆嚢　gallbladder ·· 115
乳房　breast ··· 113
注射　shot / injection ·················· 37, 112
注射器　injector / syringe ·············· 49, 108
駐車場　parking lot / parking area ···· 97
虫垂　appendix ··· 116
腸　intestine ·· 116
超音波検査　ultrasound / echography ········· 112
調剤室　dispensary ·· 104
聴診器　stethoscope ························· 49, 108
聴力計　audiometer ·· 70
聴力検査　audiometry ······················· 70, 112
直腸　rectum ··· 116
鎮痛剤　painkiller ··························· 53, 107
杖　cane ·· 109
つま先　toe ··· 113
爪　nail ·· 113
手首　wrist ····································· 79, 113
掌　palm ··· 79
点滴　IV (intravenous) drip ············· 49, 112
点滴台　IV stand ·· 108
電動ベッド　electromotive bed ················· 109
殿部　buttocks ·· 114
トイレ　bathroom / lavatory ············· 97, 104
透析センター　dialysis center ··············· 111

な

ナースコールボタン　nurse call button ····· 49, 109
ナースステーション　nurses' station ········· 9, 105
内科；内科医　internal medicine; physician /
internist ··· 37, 111
内視鏡　endoscope ··· 70
内視鏡検査法　endoscopy ················· 70, 112
内分泌〔内〕科；内分泌内科医　endocrinology;
endocrinologist ··· 111
軟膏　ointment ·· 107
日用品　daily necessities ················ 45, 109
入院　admission / hospitalization ········ 45
入院患者　inpatient ·· 17
入退院受付　admission counter ······ 9, 104
尿　urine ··· 61
尿検査　urine test / urinalysis ··············· 112
人間ドック　health screening center ········· 111
熱がある　feverish ·· 1
寝巻　nightwear / pajamas ························ 45
脳　brain ··· 115
脳神経外科；脳神経外科医　neurosurgery;
neurosurgeon ·· 111
膿盆　emesis basin / kidney basin ···· 49, 108
のど　throat ·· 115

119

日本語	English	ページ
のど飴	cough drop(s) / throat lozenge(s)	71, 107

は

日本語	English	ページ
歯	tooth	114
肺	lung	115
肺活量計	spirometer	108
配給所	supply station / distributing station	97
歯痛	toothache	57
売店	shop / stand	105
吐き気がする	feel sick / nauseous	61
歯茎	gums	114
ハラール食	Halal food	45
払い戻す	reimburse	1
貼り薬	poultice	107
絆創膏	adhesive bandage / band-aid	108
膝	knee	79, 113
膝頭	kneecap	79
肘	elbow	79, 113
非常口	emergency exit	109
額	forehead	114
避難訓練	evacuation drill	89
避難所	evacuation center / shelter	97
ビニール袋	plastic bag	97
泌尿器科；泌尿器科医	urology; urologist	111
非番の	off duty	110
皮膚科；皮膚科医	dermatology; dermatologist	111
病室	(hospital) room; sickroom	104
ピンセット	tweezers	108
副作用	side effect	71, 107
腹痛	stomachache	57
腹部	abdomen / belly	113
服薬指導	medication counseling	107
服用する	take [medicine]	71
ふくらはぎ	calf	113
婦人科；婦人科医	gynecology; gynecologist	111
太枠の囲み	bold section	1
ブラインド	window shade / blind	109
分娩室	delivery room	104
噴霧器	nebulizer / spray	109
ベッドサイドテーブル	overbed table	49
ベッド柵	bed rail	109
ペットボトル	plastic bottle / bottled drink	97
便器	bedpan / commode	109
膀胱	bladder	115
放射線科；放射線科医	radiology; radiologist	111
放射線技師	radiographer	110
包帯	bandage	53, 108
保険	insurance	106
保健師	public health nurse	110
歩行器	walker	49, 109
補聴器	hearing aid	109

日本語	English	ページ
骨	bone	116
頬	cheek	114

ま

日本語	English	ページ
麻酔科；麻酔科医	anesthesiology; anesthesiologist	111
待合室	waiting room	53, 105
待ち時間	waiting time	105
睫毛	eyelashes	114
松葉杖	crutches	49, 109
窓口	window	9
眉	eyebrow	114
身につける	put on	85
身分証	identification card (ID)	1, 106
耳たぶ	earlobe	114
胸	chest	61, 113
目薬	eyedrops / eyewash	75, 107
目まいがする	dizzy	61
面会時間	visiting hours	17, 105
綿棒	swab / Q-Tip	108
申込用紙	registration form	1
申し立て	claim	27
問診	medical interview	112

や

日本語	English	ページ
薬剤師	pharmacist / chemist	71, 110
薬局	pharmacy	71, 104, 107
薬局窓口	pharmacy window	9
有害作用	adverse effect	71, 107
余震	aftershocks	89
予防接種	vaccination	37, 112
予約	appointment	53, 105
予約票	appointment slip / slip for one's return visit	37, 106

ら

日本語	English	ページ
理学療法	physical therapy (PT)	112
理学療法士	physical therapist (PT)	110
リハビリテーション	rehabilitation	79, 112
リハビリテーション室	rehabilitation room	104
領収書	receipt	27, 106
臨床検査技師	clinical laboratory technician	110
臨床工学技士	clinical engineer (CE)	110
臨床心理士	clinical psychologist	110
霊安室	mortuary	104
冷蔵庫	refrigerator	109
廊下	hall / hallway / corridor	105
老年科；老年科医	geriatrics; geriatrician	111
ロッカー	closet	109

わ

日本語	English	ページ
ワクチン	vaccine	37

［著者紹介］

服部 しのぶ

藤田保健衛生大学准教授。あいち医療通訳システム医療通訳（英語）養成講師。
豪州Bond大学大学院修士課程（TESOL）修了。
医療の国際化に対応できる人材を育成するため、医療英語の習得法の研究やTOEIC対策指導を行っている。在住外国人支援を行うなかで、医療通訳の必要性と重要性を体感し、その養成と普及に尽力している。

［参考文献］

1) あいち医療通訳システム・ホームページ．
http://www.aichi-iryou-tsuyaku-system.com/（2016年12月アクセス）．
2) 岡田 聚、名木田恵理子．最新医学用語演習．南雲堂、2012．
3) 清水雅子、服部しのぶ．リハビリテーション英語の基本用語と表現．メジカルビュー社、2015．
4) 聖路加国際大学．聖路加スタイル 病院スタッフのための英会話．診断と治療社、2014．
5) デビッド・A・セイン．災害時の英語．アスク出版、2014．
6) 東京大学医学部附属病院英語マニュアル出版プロジェクトチーム．東大病院発 医療スタッフのための英会話．ペレ出版、2016．
7) 西村明夫．外国人診療ガイド．メジカルビュー社、2009．
8) 濱田眞由美（監修）、竹林修一（編著）．実践看護英語．英宝社、2014．
9) 菱田治子（監修）．病院で使えるイラスト英単語．メジカルビュー社、2016．
10) 日向清人．即戦力がつく英文法．DHC、2014．
11) 森 容子．医療事務スタッフを目指す人のための医療英語．南雲堂、2011．
12) 山田千夏、山田貞子．現場ですぐに役立つメディカル英会話．メディカ出版、2015．

病院スタッフのためのシチュエーション英会話

2017年3月1日　第1版第1刷発行
2024年8月1日　　　　　第7刷発行

- ■ 著　者　服部しのぶ　　はっとりしのぶ
- ■ 発行者　吉田富生
- ■ 発行所　株式会社メジカルビュー社
  〒162-0845 東京都新宿区市谷本村町2-30
  電話　03(5228)2050(代表)
  ホームページ http://www.medicalview.co.jp/

  営業部　FAX 03(5228)2059
  　　　　E-mail　eigyo@medicalview.co.jp

  編集部　FAX 03(5228)2062
  　　　　E-mail　ed@medicalview.co.jp

- ■ 印刷所　三美印刷株式会社

ISBN 978-4-7583-0964-6 C3047

©MEDICAL VIEW, 2017. Printed in Japan

・本書に掲載された著作物の複写・複製・転載・翻訳・データベースへの取り込みおよび送信（送信可能化権を含む）・上映・譲渡に関する許諾権は，(株)メジカルビュー社が保有しています．

・JCOPY 〈出版者著作権管理機構 委託出版物〉
本書の無断複製は著作権法上での例外を除き禁じられています．複製される場合は，そのつど事前に，出版者著作権管理機構（電話 03—5244—5088, FAX 03—5244—5089, e-mail：info@jcopy.or.jp）の許諾を得てください．

・本書をコピー，スキャン，デジタルデータ化するなどの複製を無許諾で行う行為は，著作権法上での限られた例外（「私的使用のための複製」など）を除き禁じられています．大学，病院，企業などにおいて，研究活動，診察を含み業務上使用する目的で上記の行為を行うことは私的使用には該当せず違法です．また私的使用のためであっても，代行業者等の第三者に依頼して上記の行為を行うことは違法となります．